ÉTUDE CARDIOGRAPHIQUE

SUR LE

MÉCANISME DU BRUIT DE GALOP

PAR

Le Dr HENRI CHAUVEAU

ANCIEN INTERNE DES HOPITAUX DE PARIS

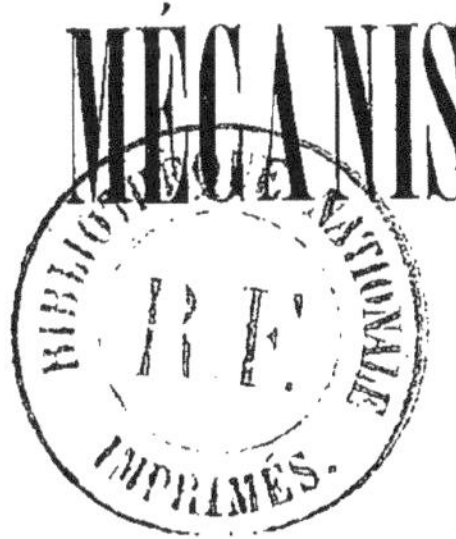

PARIS

ASSELIN ET HOUZEAU

LIBRAIRES DE LA FACULTÉ DE MÉDECINE

PLACE DE L'ÉCOLE-DE-MÉDECINE

—

1902

ÉTUDE CARDIOGRAPHIQUE

SUR LE

MÉCANISME DU BRUIT DE GALOP

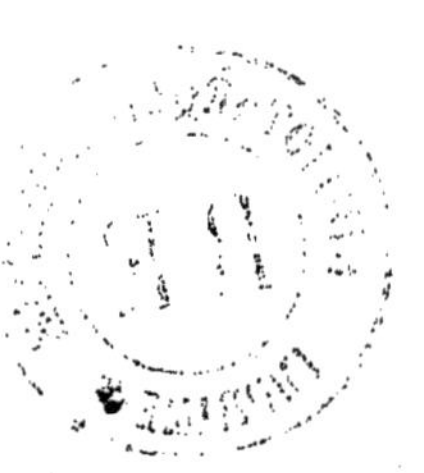

ÉTUDE CARDIOGRAPHIQUE

SUR LE

MÉCANISME DU BRUIT DE GALOP

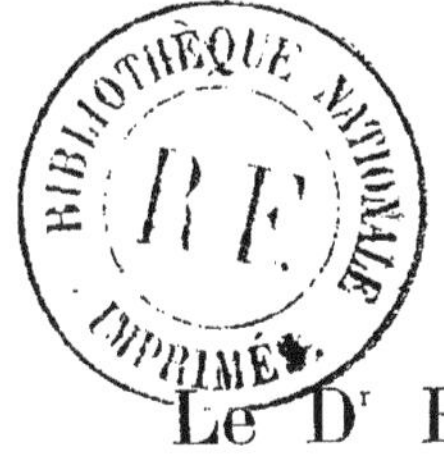

PAR

Le Dr Henri CHAUVEAU

ANCIEN INTERNE DES HOPITAUX DE PARIS

PARIS

ASSELIN ET HOUZEAU

LIBRAIRES DE LA FACULTÉ DE MÉDECINE

PLACE DE L'ÉCOLE-DE-MÉDECINE

1902

ÉTUDE CARDIOGRAPHIQUE

SUR LE

MÉCANISME DU BRUIT DE GALOP

INTRODUCTION

On a depuis longtemps cherché à établir le mécanisme du bruit que l'on entend au niveau du cœur dans certaines affections, entre autres la néphrite interstitielle, et connu sous le nom de bruit de galop.

Pour la première fois Sibson (1), en 1874, chercha à donner une explication du mécanisme de ce bruit et émit l'hypothèse qu'il était dû à un asynchronisme entre les systoles des deux ventricules. Par suite de l'hypertension du système aortique et de l'excès de pression dans le ventricule gauche, la valvule mitrale se refermerait plus brusquement, plus rapidement que la tricuspide et ferait entendre son claquement avant celui de cette valvule, produisant un dédoublement du premier bruit du cœur par un mécanisme analogue à celui du dédoublement diastolique de la base dans le rétrécissement mitral.

Cette théorie, reprise par Barr, Sansom et Peter (2), est presqu'universellement abandonnée. On admet aujourd'hui que le bruit de galop est dû à un bruit surajouté aux deux bruits

_____

(1) Sibson, Influence of Bright's disease on the heart, etc., etc. (*Lancet*, 1874).
(2) Peter, *Traité clinique et pratique des maladies du cœur et de la crosse de l'aorte*. Paris, 1883.

Chauveau.   1

normaux du cœur. Mais tandis que les uns, avec Exchaquet (1),
font de ce bruit surajouté un phénomène présystolique dû à
la contraction de l'orcillette, d'autres, avec Potain et son
élève M. Barié, en font bien un phénomène présystolique,
mais dans lequel la systole auriculaire ne joue aucun rôle, la
dilatation passive du ventricule seule entrant en jeu pour
venir donner à l'observateur la sensation du galop (2).

Enfin une dernière théorie, soutenue par M. d'Espine (3),
MM. Bouveret et Chabalier (4), attribue le bruit surajouté à
une contraction du ventricule en plusieurs temps, à une véritable polysystole. Chose curieuse, ces auteurs apportent tous
à l'appui de leurs théories des cardiogrammes pris au lit du
malade et ces cardiogrammes se ressemblant beaucoup, il
semblerait qu'on ait dû en tirer les mêmes conclusions, puisque ces conclusions reposent sur des faits bien établis, visibles pour tous, qu'elles sont en quelque sorte écrites sur un
graphique, et qu'il suffit de lire ce graphique pour être convaincu de leur justesse.

Il n'en est rien, et cela pour plusieurs raisons. D'abord les
cardiogrammes sur lesquels reposent leur démonstration
peuvent être plus ou moins bien pris et prêter par cela même
à la critique. Les uns ont été obtenus avec un appareil défectueux trop peu sensible et ne donnant pas de petits détails,
en apparence peu importants mais cependant du plus haut
intérêt ; d'autres, au contraire, pris avec un appareil ultra-
sensible, dans les conditions mauvaises où l'on se trouve souvent en clinique, montrent des séries d'oscillations dues à
une cause tout à fait étrangère à l'organe que l'on veut
étudier.

Tous les observateurs sérieux, il est vrai, ont tenu compte
de ces détails d'outillage. Il n'en est malheureusement pas de
de même d'un autre point essentiel dans la prise des tracés

(1) Exchaquet, Thèse de Paris, 1875.
(2) Potain, *Cliniques de la Charité*.
(3) D'Espine, *Revue de Médecine*, 1882.
(4) Bouveret et Chabalier, *Lyon médical*, 1889, n° 7.

simultanés de plusieurs organes, cœur et artère par exemple ; je veux parler du repérage précis et pour ainsi dire automatique des points intéressants de ces tracés, qui seul peut nous montrer d'une manière absolue à quelle partie d'une des lignes correspond telle partie d'une autre ligne, à quel point du tracé du choc de la pointe, par exemple, correspond le début ou le sommet de la pulsation radiale ou carotidienne.

Malgré l'importance évidente de ce repérage, nombre de tracés publiés le sont sans aucun repère, ou, ce qui est encore plus fâcheux, avec des repères pris d'une manière tellement illogique qu'ils sont certainement faux. Dans de nombreuses publications, nous voyons des tracés de plusieurs organes pris simultanément où, pour établir la concordance entre les accidents des différentes courbes, on s'est contenté de mener par les points que l'on veut étudier des lignes verticales, pensant que les accidents placés sur la même verticale s'étaient inscrits en même temps. Il est facile de comprendre qu'il n'en est rien. En effet, lorsqu'après beaucoup d'efforts pour bien disposer une expérience de cardiographie on est arrivé à obtenir une bonne marche de tous les leviers inscripteurs, il arrive souvent que la pointe de l'un d'eux n'est pas sur la même ligne que les autres et n'inscrira par conséquent pas sur la même verticale des mouvements absolument synchrones à ceux des autres leviers ; les mouvements de l'organe qui lui sont confiés paraîtront donc se produire plus tôt ou plus tard qu'ils ne se produisent réellement si l'on prend la verticale comme repère. De plus, l'extrémité des leviers inscripteurs décrivant un arc de cercle lorsque ces leviers sont actionnés par leurs tambours, il est géométriquement impossible de placer sur la même verticale des points de ces courbes inscrits cependant simultanément.

D'autres expérimentateurs ont cru éviter cette erreur et avoir une indication plus précise en marquant, avec le levier inscripteur d'une des lignes du tracé laissé en place, un repère et en prolongeant la courbe de ce repère jusqu'aux autres lignes du tracé. Malheureusement les auteurs de ces tracés n'ont pas pensé que les leviers inscripteurs de deux tambours voisins pouvaient bien avoir une même longueur et par conséquent décrire une courbe de même rayon, mais que tous deux avaient un centre de rotation absolument différent rendant leur repérage complètement illusoire. On comprend les erreurs grossières auxquelles peut donner lieu une pareille méthode, erreurs d'autant plus considérables que les différentes lignes du graphique sont plus éloignées les unes des autres.

La seule manière de repérer un cardiogramme d'une manière absolue et naturelle est, une fois le tracé pris, de laisser en place les leviers inscripteurs, de les soulever tous ensemble pendant que l'on déroulera sous eux le cylindre noir jusqu'au point que l'on veut étudier; on ramènera alors les leviers au contact du cylindre et par une légère pression sur les tubes transmetteurs on fera marquer à chacun sur sa ligne un repère; on sera alors absolument sûr que les points marqués par ces repères sur les différentes lignes concordent absolument; en répétant l'opération aussi souvent qu'il sera nécessaire, on évitera toute erreur et on aura ainsi des documents absolument précis que l'on pourra étudier avec fruit et discuter utilement.

Nous insistons donc d'une façon toute particulière sur l'importance qu'il y a, dans la prise de tracés simultanés, à repérer immédiatement, alors que les tambours sont encore en place, les accidents les plus importants de la courbe et à multiplier suffisamment les repères pour que toute erreur soit impossible.

Enfin, même en présence de tracés parfaits et, qui plus est, identiques, tous les observateurs ne sont pas d'accord. Cela tient à ce qu'il ne suffit pas d'avoir de bons tracés, il faut encore les lire, les interpréter et pour cela savoir d'une manière absolue ce que représentent les différentes courbes données par le choc de la pointe du cœur, par les pulsations de la carotide ou de la radiale, voire même des jugulaires ou du foie chez l'homme sain, c'est-à-dire normalement, physiologiquement, et quels sont les rapports de ces différentes lignes entre elles.

Ce sont ces éléments que les cliniciens ont cherché à déterminer par des tracés pris sur l'homme, tâche difficile il est vrai, si difficile même que l'accord ne s'est pas toujours fait entre eux. Quoi qu'il en soit, quelques-uns et non les moindres sont arrivés à des conclusions tellement différentes de celles que nous enseignent les physiologistes à la suite de Chauveau et Marey que, à moins de tenir pour nulle et non avenue l'œuvre de ces auteurs, les déductions de ces cliniciens nous paraissent entachées de graves erreurs.

C'est pourquoi il nous paraît utile, avant d'aborder l'étude cardiographique du mécanisme du bruit de galop, de reprendre la question de la signification du cardiogramme normal en nous appuyant sur des données physiologiques précises et bien établies, afin qu'aucune équivoque ne puisse subsister et que les discussions ne s'égarent pas sur un terrain où elles ne puissent aboutir.

I

DE LA PULSATION CARDIAQUE EXTÉRIEURE. — SES RAPPORTS AVEC LES PHÉNOMÈNES INTRACARDIAQUES

Lorsque l'on étudie un tracé du choc de la pointe du cœur pris soit chez l'homme normal, soit chez l'homme malade, la grosse difficulté est de savoir d'une manière précise par quoi sont représentés sur la courbe les différents phénomènes de la révolution cardiaque, même si ce tracé est accompagné de celui du pouls radial, carotidien ou jugulaire. Or ce tracé n'a de valeur que si l'on peut y marquer d'une manière certaine le moment où se produisent la systole et la diastole des oreillettes et des ventricules, l'ouverture et la fermeture des valvules sigmoïdes et auriculo-ventriculaires.

Ce sont là autant de points qu'il est naturellement impossible d'établir *directement* en clinique, puisque nous ne pouvons chez l'homme introduire dans le cœur, comme nous le faisons chez les animaux, des explorateurs nous permettant de recueillir les mouvements de l'oreillette et du ventricule, des valvules et de leurs piliers. Nous sommes obligés de nous contenter d'étudier les courbes de la pulsation extérieure du cœur et des différentes artères ainsi que les battements jugulaires et hépatiques, de comparer ces différentes courbes prises simultanément et de chercher à établir les concordances entre les accidents qu'elles présentent. On comprend aisément le peu de précision de la méthode et la large part laissée à l'interprétation personnelle si l'on ne se reporte pas aux enseignements de la physiologie clairs et précis, nous montrant l'inscription simultanée des différents phénomènes mécaniques du cœur chez l'animal, et nous permettant de voir exactement les rapports de ces phénomènes intérieurs avec la pulsation cardiaque extérieure.

Il est vrai, dira-t-on, que ces expériences sont faites chez le cheval. Les choses doivent-elles se passer forcément de même chez l'homme normal et à plus forte raison chez l'homme malade? Pour nous, cela ne fait aucun doute ; le cœur de l'homme est fait comme celui du cheval, bat exactement de la même manière, fait entendre les mêmes bruits et donne des tracés de pulsation extérieure tout à fait identiques à ceux recueillis chez l'animal. Pourquoi alors tel accident de la courbe aurait-il une signification chez l'animal et une autre chez l'homme ? Nous n'y voyons pas de raison logiquement soutenable. Chez l'homme malade, il est vrai, présentant une lésion cardiaque quelconque, cette analogie peut paraître plus contestable ; le cardiogramme peut alors différer de celui de l'homme normal ou du cheval et ne pas être surperposable directement à lui. Dans ce cas cependant, les accidents du graphique se retrouvent presque toujours plus ou moins nettement sur des tracés pris sur des chevaux sains ou présentant des lésions analogues et la comparaison peut encore être aisément faite.

En tous cas, avant de faire cette étude des cardiogrammes pathologiques, anormaux, il importe d'établir d'une manière précise la valeur des tracés pris sur l'homme sans lésion cardiaque et de s'entendre sur ce point d'une manière absolue.

Les cliniciens, sentant bien la difficulté de donner au cardiogramme une interprétation satisfaisante par les seuls moyens dont ils disposent, avaient toujours suivi sur ce point les enseignements de la physiologie et cherché à expliquer le mécanisme des différents bruits normaux et anormaux entendus au niveau du cœur en se reportant à ces données précises universellement admises.

Cependant le regretté professeur Potain, s'appuyant uniquement sur des tracés pris chez l'homme sain et surtout chez l'homme atteint de certaines affections cardiaques (rétrécissement mitral), a cru pouvoir contrôler les lois de la physiologie et démontrer que le cardiogramme devait être interprété d'une façon toute différente de celle indiquée par Chauveau et Marey.

Dans ses cliniques de la Charité il donne un schéma de la révolution cardiaque que nous reproduisons ci-contre (fig. 1)

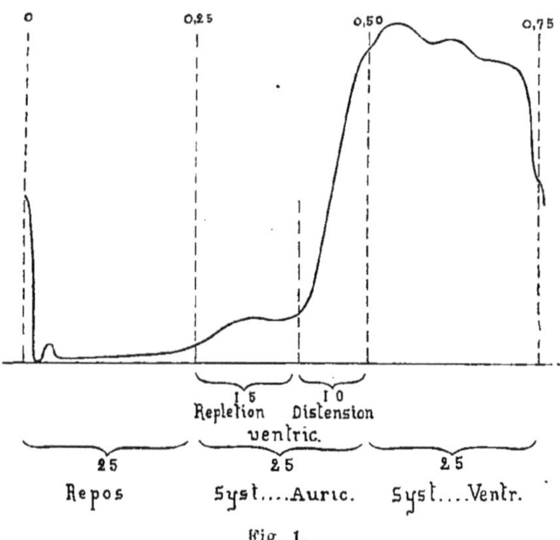

Fig. 1.

et cherche à démontrer que le choc de la pointe est dû sinon uniquement, du moins pour la plus grande partie, à la systole auriculaire. Pour lui, la systole de l'oreillette commence au moment du premier soulèvement de la courbe pour s'achever presque au sommet du grand soulèvement de cette courbe; à ce moment se ferait la fermeture des valvules auriculo-ventriculaires marquant le début de la systole du ventricule, qui se continue alors sans ligne de démarcation avec celle de l'oreillette.

Dans un mémoire, publié depuis dans le *Journal de Physiologie et de Pathologie générale* (15 janvier 1900), Potain développe à nouveau sa théorie et arrive aux conclusions suivantes :

« 1° Dans un grand nombre de cas il se produit chez l'homme, à la pointe du cœur, un soulèvement antérieur au premier bruit et par conséquent à la systole du ventricule. Ce soulèvement résulte de l'expansion ventriculaire que détermine la systole de l'oreillette.

« 2° Il peut être égal ou même supérieur à celui de la systole ventriculaire, du moins quant à son amplitude et sa durée.

« 3° Ces deux mouvements se succèdent sans interruption, souvent sans autre indice de démarcation que le premier bruit qui les sépare ; en sorte qu'ils semblent alors n'en faire réellement qu'un seul. Ils doivent être distingués néanmoins en raison de leur origine différente et parce que leur confusion conduit à des méprises fâcheuses en séméiologie (1). »

Pour établir ce schéma et arriver à ces conclusions sur la signification du tracé de la pulsation cardiaque, Potain se base d'abord sur le retard du pouls radial sur le pouls carotidien, et par cette méthode arrive à ce résultat que, d'après ses calculs et ceux de différents autres observateurs, on peut marquer sur le cardiogramme la pénétration du sang dans le système aortique au niveau du crochet placé au sommet de la grande ligne d'ascension ; puis faisant coïncider cette pénétration du sang dans l'aorte avec le début de la systole ventriculaire, il marque cette dernière au même niveau.

La première partie de cette proposition est fort juste ; ce crochet marque bien la pénétration du sang dans l'aorte ; seulement cette pulsation aortique est toujours en retard et parfois d'une manière relativement considérable sur le début de la systole ventriculaire. Ce fait, bien démontré par les physiologistes, qui depuis longtemps ont appelé sur lui l'attention des cliniciens, nous oblige donc à reporter le début de cette

(1) Potain, *Journal de Physiologie et de Pathologie générale*, 15 janvier 1900.

systole ventriculaire, sur le tracé de la pointe du cœur, beaucoup plus en avant que ne le faisait Potain.

Le retard essentiel du pouls aortique et carotidien est
d'ailleurs très variable suivant les sujets, variant avec la rapi-
dité du pouls, la tension artérielle, la force impulsive du cœur,
le degré de souplesse des artères ; de sorte qu'il est bien difficile de déterminer par cette méthode le moment exact du
début de la systole ventriculaire, même en tenant compte de
cet élément si important.

Certains auteurs vont encore plus loin ; sans songer au
temps nécessaire à la propagation de l'ondée sanguine de
l'aorte jusqu'à la radiale, ils déterminent sur leurs tracés le
début de la systole ventriculaire par la place qu'y occupe le
pouls radial et nous relevons avec étonnement dans de nombreux travaux des phrases comme celle-ci : « dans le dédoublement du premier bruit, la première partie du bruit correspond exactement *à la systole ventriculaire et au pouls radial* »,
et plus loin, à propos justement du bruit de galop : « le
second bruit que l'on enteñd ensuite est au contraire exactement systolique *et coïncide avec la systole ventriculaire et le
pouls radial* ».

On comprend les erreurs auxquelles peut donner lieu une
semblable interprétation des graphiques.

Un autre argument de Potain en faveur de son interprétation du choc de la pointe du cœur est qu'elle explique très
bien les bruits anormaux produits par le rétrécissement mitral. C'est fort possible, mais l'interprétation du cardiogramme généralement admise, plaçant le début de la systole
ventriculaire au pied de la grande ligne d'ascension du tracé,
l'explique aussi bien, sinon mieux.

Enfin, désirant démontrer sa théorie par des lois physiologiques bien établies, Potain s'appuie sur les travaux de
Chauveau et pense comme lui que « le soulèvement de la valvule mitrale et sa mise en tension cause du premier bruit du
cœur s'effectuent tout à fait au début de la systole des ventri-

cules » (1). Ce fait étant acquis, incontestable, le premier bruit du cœur, signe sensible extérieurement de la fermeture des valvules auriculo=ventriculaires, marque donc le début de la systole ventriculaire. « Ce qui suit ce premier bruit appartient certainement à la systole ventriculaire, ce qui le précède n'en dépend assurément pas. » (Potain.)

Ceci est parfaitement exact et d'une logique absolue ; mais la difficulté est justement de savoir à quelle partie du tracé correspond ce premier bruit. Potain a cherché à le déterminer sur ses graphiques en combinant l'auscultation à l'inscription des mouvements du cœur, méthode incertaine par les procédés employés et qui en tous cas nous a conduit à des résultats tout à fait différents de ceux du grand maître de la cardiologie. Aussi ne tiendrons-nous pas compte pour l'instant, ni dans un sens ni dans l'autre, de ces tentatives d'inscription des bruits du cœur faite à l'aide d'un signal à air, ou électrique actionné par la main d'après l'audition stéthoscopique.

Quant à la méthode fort ingénieuse imaginée et employée pour la première fois par Hurthle (2), modifiée par Einthoven et Geluk (3) et plus tard encore par Holowinski (4), consistant à photographier les bruits du cœur et à enregistrer ainsi ces bruits en même temps que le tracé du choc de la pointe, elle laisse encore une place trop grande à l'interprétation personnelle et a donné en tous cas des résultats tout à fait contraires aux conclusions de Potain.

En définitive, ce premier bruit du cœur, point de repère dont Potain avait bien reconnu toute la valeur, échappe à une inscription rigoureuse et par cela même ne nous est pas d'une grande utilité dans la détermination du début de la systole sur les graphiques de la pulsation cardiaque.

(1) Potain, *Journal de Physiologie et de Pathologie générale*, nᵒ 1, 15 janvier 1900.
(2) *Arch. de Pfluger*, t. LX, 1895.
(3) *Ibid.*, t. LVII, 1894.
(4) *Arch. de physiologie*, 1896.

Nous sommes encore une fois obligés, pour établir ce moment de la fermeture des valvules auriculo-ventriculaires, d'avoir recours à la méthode expérimentale qui a permis à Chauveau d'inscrire d'une manière très exacte les mouvements de ces valvules, soit à l'aide d'appareils récepteurs et transmetteurs à air actionnés par les valvules elles-mêmes des orifices auriculo-ventriculaires, soit par l'inscription électrique de ces mêmes mouvements.

Par cette méthode, Chauveau est arrivé à des conclusions tout à fait opposées à celles de Potain sur la place qu'il faut assigner dans le cardiogramme à la fermeture des valvules auriculo-ventriculaires. Nous nous contentons de reproduire les conclusions du mémoire où il a publié ces expériences (1) et quelques-uns des tracés les plus démonstratifs de ce mémoire (fig. 2 et 3).

« 1° Les valvules auriculo-ventriculaires, dit-il, se relèvent et ferment l'orifice qu'elles garnissent dans la phase de début de la systole ventriculaire.

2° Elles s'abaissent et rendent libre l'orifice auriculo-ventriculaire entre la fin de la systole et le début de la diastole des ventricules.

3° Le temps pendant lequel les valvules sont relevées et tendues en travers de leurs orifices est donc sensiblement et respectivement égal à la durée de chacune des deux systoles ventriculaires.

4° Il n'y a d'accroissement sensible de la pression intra-ventriculaire qu'au moment où les ventricules se contractent en provoquant le soulèvement des valvules mitrale et tricuspide et la fermeture des orifices auriculo-ventriculaires.

5° Les oreillettes ne pourraient donc concourir à cet accroissement de la pression intra-ventriculaire. Du reste, leur systole est alors terminée et elles se trouvent en état de passivité.

(1) A. Chauveau, *Journal de Physiologie et de Pathologie générale*, n° 3, mai 1899, et n° 4, juillet 1899.

6° Le premier bruit du cœur étant causé par le soulèvement et la tension des valvules auriculo-ventriculaires,
occupe, dans la révolution cardiaque, la place indiquée par les
signaux électriques pour ce soulèvement et cette tension.

Ce premier bruit est donc isochrone à la phase de début de
la systole ventriculaire, c'est-à-dire qu'il se produit pendant

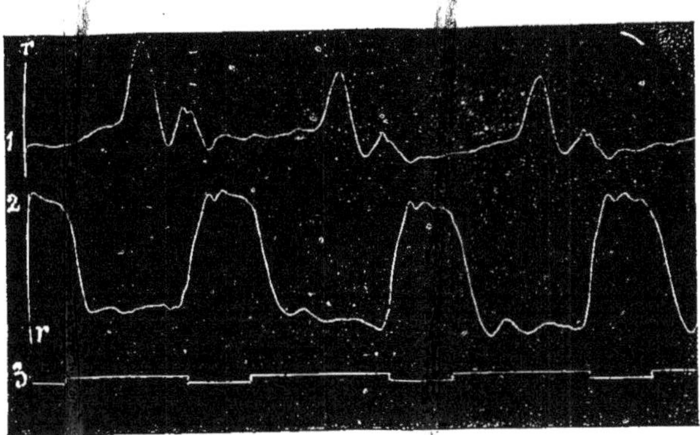

Fig. 2. — *Jeu de la tricuspide.* — 1, tracé de l'oreillette droite ; 2, tracé du
ventricule droit ; 3, tracé des mouvements du signal électrique indicateur du
jeu des valves de la tricuspide ; *r*, *r*, repères naturels (celui du signal électrique
manque). — Sur cette figure, on voit très nettement l'indication de la fermeture de la valvule tricuspide se faire au niveau du pied de la grande ligne
d'ascension du tracé de la pression intraventriculaire. D'un autre côté, nous
voyons dans tous les tracés (exemple fig. 5) cette ligne de pression ventriculaire coïncider exactement avec celle de la pulsation cardiaque extérieure.
— Nous pouvons donc marquer sur le cardiogramme la fermeture des valvules
auriculo-ventriculaires, et par conséquent le début de la systole au pied de la
grande ligne d'ascension du graphique.

la première partie de la brusque ascension de la courbe des
pressions intra-ventriculaires.

Il devance toujours sensiblement la pulsation aortique, qui
ne se produit jamais que dans la dernière partie de cette
ascension, alors que la pression systolique du ventricule
gauche a atteint la valeur suffisante pour soulever effec-
tivement les sigmoïdes, les écarter les unes des autres et
faire pénétrer le sang dans l'aorte. »

Dans ce même mémoire, Chauveau étudiait le jeu des val-

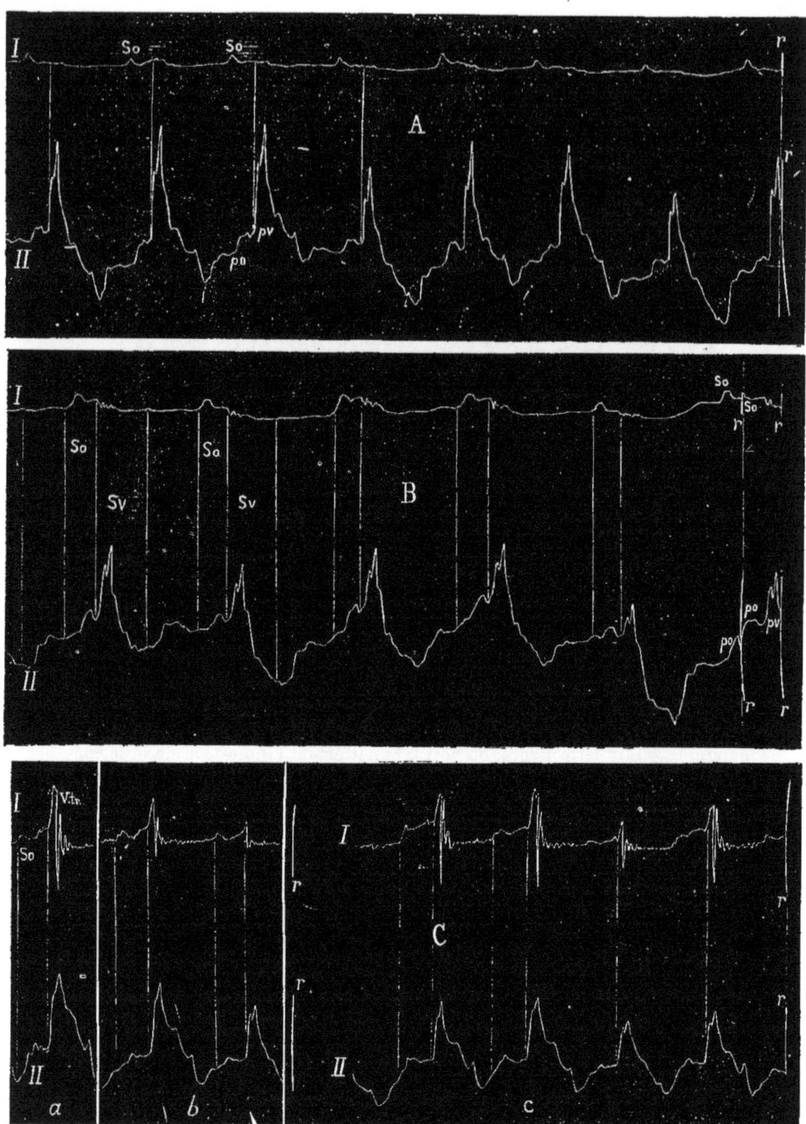

Fig. 3 (Réduction photographique des graphiques originaux). — *Rapports du relèvement et de la tension de la valvule tricuspide avec la pulsation extérieure du cœur, sur le cheval debout, en conditions physiologiques.* — Pour faciliter la constatation à première vue de ces rapports, on a, avant la fixation des graphiques, mené des droites parallèles à la direction d'ensemble des

vules sigmoïdes et insistait d'une manière toute spéciale sur le retard essentiel de la pulsation aortique, c'est-à-dire sur le temps relativement considérable que met le ventricule à développer une pression suffisante pour soulever les sigmoïdes et chasser le sang dans l'aorte. « L'exacte coïncidence, dit Chauveau, qui existe toujours entre la fermeture de l'orifice aortique et l'ouverture de l'orifice mitral n'existe jamais entre la fermeture de l'orifice mitral et l'ouverture de l'orifice aortique chez les sujets en état physiologique.

La fermeture de l'orifice mitral précède toujours l'ouverture de l'orifice aortique. Ceci tient à ce que la pression développée par la systole ventriculaire devient rapidement suffisante pour soulever et tendre la valvule mitrale, tandis qu'il faut au ventricule un peu plus de temps pour communiquer au sang ventriculaire une pression supérieure à celle du sang aortique. » (Voy. fig. 4.)

Ces conclusions, résultat d'expériences très délicates et très précises, vont, comme on le voit, absolument à l'encontre de celles que Potain avaient tirées de l'étude de ses graphiques cliniques; cependant ce dernier, voulant à nouveau appuyer sa théorie du choc de la pointe sur des lois physiologiques bien démontrées, interprète ces conclusions du mémoire de Chauveau, d'une manière absolument fausse, disant que d'après les constatations de ce physiologiste « l'ouverture des sigmoïdes à

---

repères naturels, *r*, à l'aide du chariot porteur des appareils récepteurs. I. *Graphiques tricuspido-auriculaires;* II. *Graphiques de la pulsation cardiaque extérieure.* — A. *Ampoule auriculaire loin de l'orifice tricuspidien.* *So,* systole de l'oreillette; *pr,* pulsation extérieure due à la systole ventriculaire; *po,* pulsation présystolique. — B. *Ampoule auriculaire plus rapprochée de l'orifice tricuspidien.* *Sv,* région du battement ventriculaire; *So,* région de la présystole avec systole auriculaire au début; *pv,* pulsation ventriculaire extérieure; *po,* pulsation présystolique. — C. *Ampoule auriculaire encore plus rapprochée de l'orifice tricuspidien de manière à être frappée par la valvule tricuspide quand celle-ci se relève brusquement et ferme l'orifice.* Les tranches secondaires *a, b, c* ont été prises en différents points de la même série horizontale de graphiques. *Vtr,* vibrations imprimées à la membrane de l'ampoule auriculaire par le choc de la tricuspide; *So,* région de la présystole avec systole auriculaire au début.

l'état normal coïncide sensiblement avec la clôture de la
mitrale et le premier bruit » (1).

Nous venons de voir que Chauveau soutenait exactement le
contraire de ce que Potain lui fait dire, et insistait tout spé-
cialement sur le retard essentiel de la pulsation aortique sur
le début de la systole ventriculaire (fig. 4).

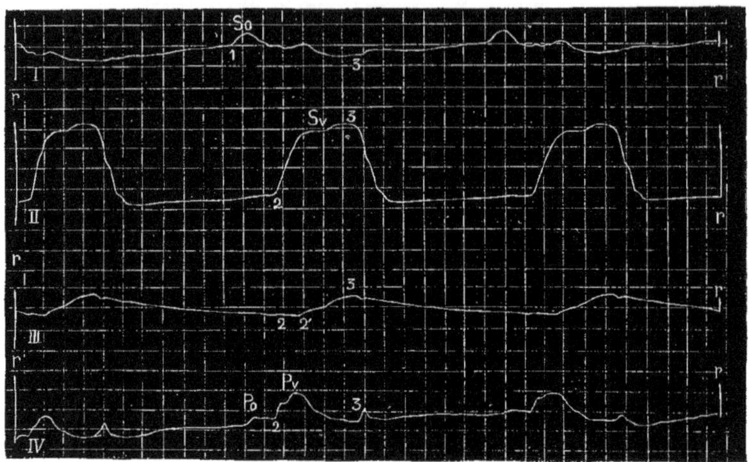

Fig. 4 (Grandeur naturelle). — *Rapports de la pulsation cardiaque avec les systoles auriculaire et ventriculaire, et avec la pulsation aortique.* — I, oreillette.
— II, ventricule droit. — III, aorte. — IV, pulsation cardiaque extérieure. —
r, etc., repères naturels ; So, systole auriculaire ; Sv, systole ventriculaire ; Po,
accident présystolique ; Pv, pulsation ventriculaire ; 1, début de la systole
auriculaire ; 2, début de la systole ventriculaire ; 2', début de la pulsation
aortique ; 3, fin de la systole ventriculaire. (*J. de Phys. et Path. gén.*, juillet
1899, n° 4.)

Nous appelons à nouveau l'attention de tous les observateurs sur ce point de la physiologie cardiaque, complètement
ignoré, semble-t-il, de nombre de cliniciens.

Ce point n'est d'ailleurs pas le seul qui paraisse avoir
passé inaperçu, lorsque les physiologistes l'ont signalé. Il
existe encore d'autres phénomènes de la révolution cardiaque, très importants au point de vue de la pathogénie

(1) *Journal de Physiologie et de Pathologie générale*, n° 1, 15 janvier 1900.

de certains bruits morbides, en particulier du bruit de galop, et auxquels les cliniciens semblent n'avoir attaché aucune importance. Je veux parler des phénomènes actifs qui se passent

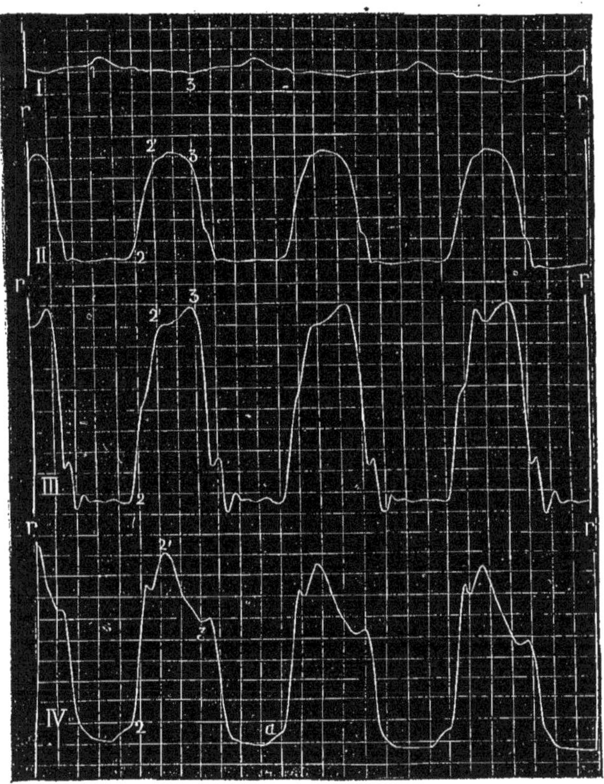

Fig. 5 (Grandeur naturelle). — *Rapports de la pulsation cardiaque avec les systoles de l'oreillette droite, du ventricule droit, du ventricule gauche.* — I, oreillette droite. — II, ventricule droit. — III, ventricule gauche. — IV, pulsation cardiaque contre la paroi thoracique. — *r*, etc., repères naturels; 1, début de la systole auriculaire; 2, début de la systole ventriculaire; 2', fin de la première partie de la systole ventriculaire; 3, fin de la deuxième partie de la systole ventriculaire; *a*, accident présystolique, précurseur de la pulsation du ventricule.

pendant la diastole ventriculaire, au niveau de l'oreillette et des muscles papillaires, et qui peuvent se traduire sur le tracé du choc de la pointe.

2

Je ne ferai que signaler le soulèvement présystolique connu et admis de tous depuis longtemps déjà. Ce soulèvement, bien marqué dans certains cas, avant la ligne d'ascension brusque de la systole ventriculaire, est dû à la contraction de l'oreillette et coïncide avec une ondulation du tracé de la jugulaire. Ce soulèvement présystolique peut se trouver très rapproché du pied de la grande ligne d'ascension de la systole ventriculaire suivante, ou, au contraire, s'en éloigner beaucoup jusqu'à sembler faire partie de la pulsation cardiaque précédente. Quelquefois enfin il y a une véritable dissociation du rythme auriculaire et ventriculaire ; les pulsations de l'oreillette et celles du ventricule n'ont plus entre elles aucun rapport constant et les deux organes semblent battre chacun pour son propre compte. Chauveau (1) et Fr. Frank (2) ont publié deux curieux exemples de ce phénomène. Quoi qu'il en soit, l'oreillette peut marquer son battement à la pointe du cœur indépendamment de ce que l'on est convenu d'appeler le choc de la pointe ; ce phénomène est bien net sur les graphiques de Chauveau et Marey.

Nous n'insisterons pas davantage sur ce point bien connu pour pouvoir aborder immédiatement l'étude des autres phénomènes actifs de la diastole attribuables aux mouvements des muscles papillaires.

Dès leurs premières expériences de cardiographie, l'attention de Chauveau et Marey avait été appelée sur ce fait, que les systoles auriculaire et ventriculaire étaient toujours séparées par un intervalle plus ou moins long ; mais faute de documents suffisamment explicites, ils avaient provisoirement considéré cette phase de la révolution cardiaque comme une période d'inactivité, de passivité. Plus tard, Chauveau reprenant avec Arloing l'étude d'anciens graphiques, acquit la certitude que cette *intersystole* présentait au contraire toujours des mouvements actifs très importants. Il publia, en

(1) A. Chauveau, *Revue de médecine*, mars 1885.
(2) Fr. Franck.

1900, dans le *Journal de Physiologie et de Pathologie générale*, le résultat de ses recherches (1), qui l'amenèrent aux conclusions suivantes :

« I. — L'intersystole ou la partie de la présystole qui s'intercale entre le battement auriculaire et le battement ventriculaire, est une période normale de la révolution du cœur, toujours nettement marquée et délimitée dans les tracés cardiographiques pris sur le cheval.

« II. — Les phénomènes qui se passent pendant cette période sont déterminés par des mouvements intérieurs actifs, qui ne peuvent être attribués qu'aux muscles papillaires, entrant périodiquement en contraction pour concourir à la propulsion du sang.

« III. — Ces mouvements entraînent de légers changements de forme et de capacité des cavités ventriculaires, s'accompagnant de la manifestation d'un certain nombre de phénomènes qui se produisent à l'intérieur et à l'extérieur du cœur.

« IV. — Les phénomènes intérieurs, synchrones entre eux, sont :

« *a*. Un accroissement brusque de la pression intra-ventriculaire, quelquefois, et dans le ventricule droit seulement, une dépression non moins brusque.

« *b*. Un soulèvement fugitif du plancher formé, à l'orifice aortique, par les valvules sigmoïdes abaissées, avec ou sans oscillations concomitantes de la pression intra-aortique.

« V. — Le seul phénomène extérieur de l'intersystole est une courte et faible pulsation cardiaque, manquant très souvent, synchrone avec les divers phénomènes intérieurs, précédant la pulsation systolique ventriculaire et succédant à la pulsation déterminée par la systole auriculaire, quand cette pulsation existe, ce qui est rare. »

Les tracés du mémoire de Chauveau que nous reproduisons ici (fig. 6, 7 et 8) rendent bien nettes ces conclusions. Cependant

(1) A. Chauveau, L'Intersystole du cœur. *Journal de Physiologie et de Pathologie générale*, n° 1, janvier 1900.

Potain les attaqua vivement, et dans un article du *Journal de*

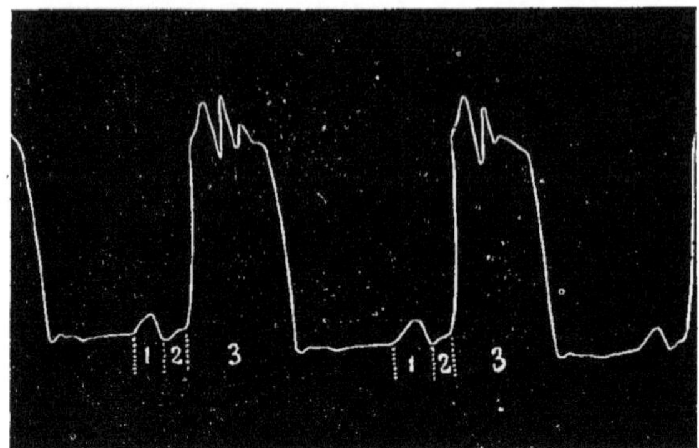

Fig. 6.

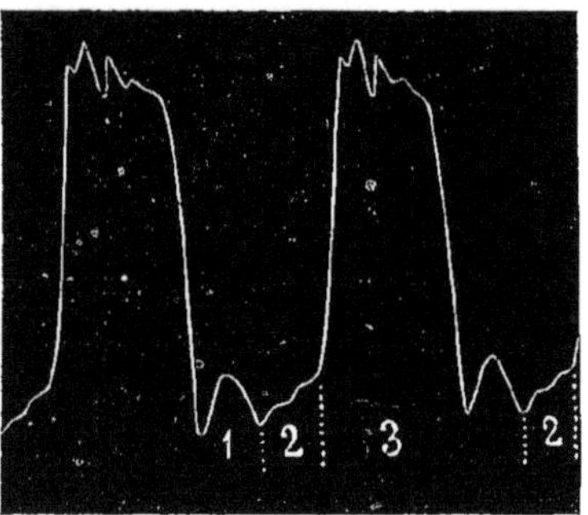

Fig. 7.

Fig. 6 et 7. — Les deux figures représentent la pression intra-ventriculaire du
cœur droit du même cheval, pression recueillie à l'aide d'une ampoule très
sensible. Dans les deux figures le battement auriculaire (1) se montre séparé
du battement ventriculaire (3) par l'intersystole (2). L'intervalle intersystolique est déjà très long dans la figure 6, mais il se double presque dans la
figure 7. Cette augmentation absolue est vraiment très grande. Elle apparaît
avec des caractères encore plus remarquables, si on la rapporte à la durée
totale de la révolution cardiaque. Dans la figure 5, l'intersystole occupe seulement le dixième de cette durée totale; dans la figure 6, c'est le quart! Ce
qui a amené ce changement considérable, c'est la section des deux nerfs
au niveau du cou.

Physiologie et de Pathologie générale (1), paru, par une singu-
lière coïncidence, dans le même numéro que le travail de

(1) *Journal de Physiologie et de Pathologie générale*, n° 1, janvier 1900.

Chauveau, critiqua fort cette donnée nouvelle de l'intersystole qui naturellement le gênait beaucoup pour faire admettre sa théorie du choc du cœur, d'après laquelle les deux systoles auriculaire et ventriculaire se confondent et se combinent au point de ne pouvoir être distinguées l'une de l'autre. « Je dois reconnaître, dit-il (p. 118), que, si l'intervalle intersystolique était un fait constant, s'il était toujours notable, il faudrait renoncer à cette interprétation des tracés du cœur, bien que je n'en entrevoie aucune autre qui concorde avec les faits que j'ai observés. » A cela nous répondrons d'abord que tous les faits observés et publiés par Potain, avec tracés à l'appui, sont très naturellement explicables avec une interprétation du cardiogramme autre que la sienne ; il serait facile de le démontrer à nouveau, mais cette démonstration ne présentant qu'un médiocre intérêt, nous laissons à chacun le soin de la faire pour chaque cas particulier qui pourra l'intéresser.

Potain reconnaît cependant que l'intersystole peut exister. « C'est donc un fait établi, dit-il, il peut y avoir entre la fin de la systole auriculaire et le début de la systole ventriculaire suivante un intervalle notable quelquefois assez long, parfois très long. Mais est-ce là un fait constant ou même habituel? Assurément pas. » Et il ajoute qu'il n'a pu trouver cette séparation bien nette des systoles auriculaire et ventriculaire que quatre fois chez l'homme. Cela n'est pas étonnant, étant données l'étendue qu'il attribue à la systole auriculaire et la signification qu'il donne au tracé du choc de la pointe. Ces mouvements de l'intersystole il est vrai ne se traduisent pas toujours sur le graphique de la pulsation cardiaque extérieure. Malgré cela, sur les tracés bien pris on peut constater ce phénomène beaucoup plus fréquemment que ne semble le croire Potain, et nous affirmons de la manière la plus absolue qu'il existe toujours, entre la systole de l'oreillette et celle du ventricule, un espace plus ou moins grand pendant lequel se passent des mouvements actifs attribuables aux muscles papillaires. Ces mouvements, ordinairement peu visibles sur le graphique de

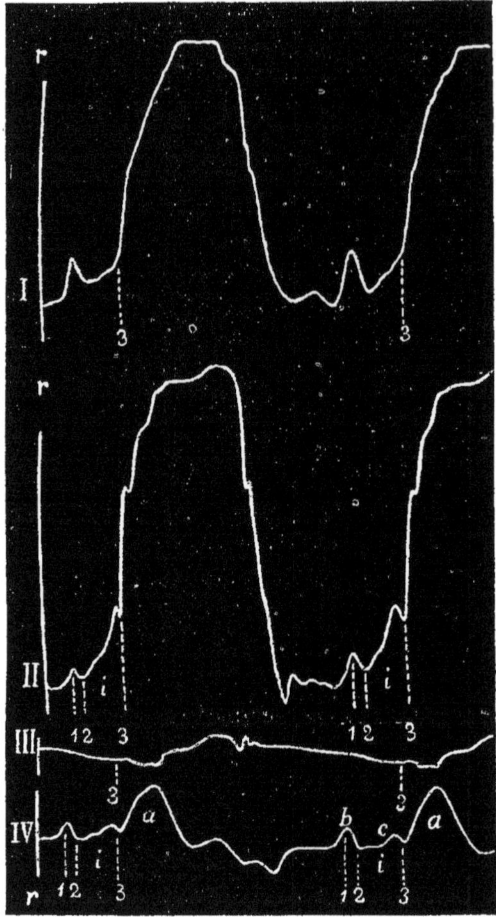

Fig. 8. — I, pression dans le ventricule droit. — II, pression dans le ventricule
gauche. — III, pression dans l'aorte. — IV, pulsation cardiaque extérieure. —
r, repères naturels. — 1, 2, 3, repères adventices (1, sommet de la systole
auriculaire ; 2, fin de la systole auriculaire, marquant le début de l'intersystole ; 3, début de la systole ventriculaire marquant la fin de l'intersystole). —
i, intersystole ; *a*, pulsation ventriculaire principale ; *b*, pulsation auriculaire
(première pulsation présystolique) ; *c*, pulsation de l'intersystole (deuxième
pulsation présystolique). — Cette figure nous montre bien qu'il se produit
dans les deux ventricules, au moment de la présystole, des mouvements actifs
qui peuvent devenir sensibles extérieurement.

la pulsation cardiaque extérieure, s'y inscrivent dans certaines circonstances, d'une manière très claire (fig. 8), soit qu'ils s'exagèrent, soit qu'ils se détachent plus nettement des autres mouvements du cœur. Si l'on étudie de plus près encore les tracés de la pression intérieure du ventricule, on voit que presque toujours il se produit au début de la diastole, immédiatement après l'occlusion des sigmoïdes marquée par l'encoche sigmoïdienne, une série d'oscillations ; ces oscillations peuvent quelquefois être produites par des vibrations dues à l'abaissement brusque des valvules ; mais le plus souvent elles le sont évidemment par des mouvements actifs, facilement sentis d'ailleurs si l'on tient à la main l'extrémité libre de l'explorateur cardiaque. Ces mouvements ne se marquent pas sur le tracé de la pulsation cardiaque extérieure aussi fréquemment que ceux de l'intersystole. Ils n'en existent pas moins et nous en trouvons un assez grand nombre d'exemples dans nos graphiques, beaucoup moins nettement inscrits il est vrai que ceux des graphiques obtenus avec la sonde intracardiaque.

Pour bien faire comprendre la nature de tous les phénomènes diastoliques que nous venons de décrire, nous mettons sous les yeux du lecteur la reproduction d'une partie d'un fort beau tracé de la pression intérieure du ventricule gauche (fig. 9) sur lequel nous voyons indiqués très nettement tous les phénomènes en question.

Voilà donc un fait bien établi ; il se passe dans le ventricule pendant la diastole, des phénomènes actifs rendus évidents par les tracés intracardiaques et pouvant même se faire sentir extérieurement au niveau de la pointe du cœur. Que signifient ces mouvements et à quoi sont-ils dus ? C'est ce que nous allons chercher maintenant à expliquer.

Dans ces mouvements tout d'abord la systole auriculaire joue un rôle bien connu, mais une fois sa contraction achevée l'oreillette n'est évidemment plus capable de produire un ébranlement soit de la masse sanguine, soit des parois du cœur ;

on ne peut donc lui attribuer les ondulations de la courbe de l'intersystole'et nous ne voyons pas d'autre explication possible de ces mouvements que de les attribuer à la contraction des muscles papillaires préparant en quelque sorte l'occlusion des valvules auriculo-ventriculaires pour résister à la brusque impulsion du sang au moment de la systole du ventricule. Tous ces phénomènes, systole de l'oreillette et intersystole, sont présystoliques en ce sens qu'ils précèdent et qu'ils prépa-

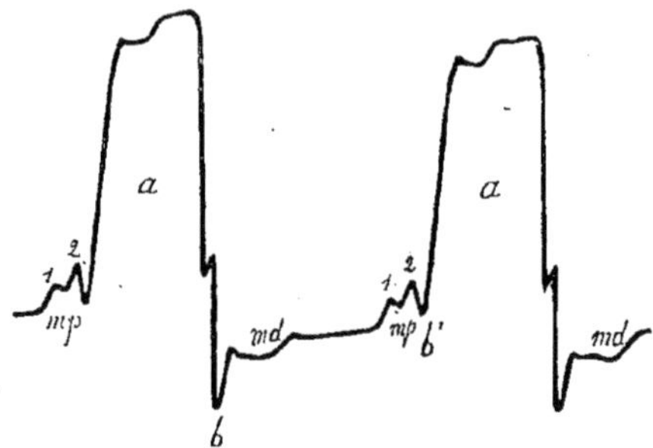

Fig. 9. — *Exemple typique des mouvements actifs de la période de repos ou de pause ventriculaire*. — Pression intraventriculaire du cœur gauche, enregistrée chez un cheval normal à l'aide de l'ampoule *ad hoc* : *aa*, deux systoles ventriculaires, séparées par une période diastolique ou de pause, s'étendant de *b* en *b*[1]; *mp*, mouvements actifs de présystole; 1, sommet du battement auriculaire; 2, sommet du battement intersystolique; *md*, mouvements actifs de la protodiastole.

rent pour ainsi dire la véritable systole du cœur, c'est-à-dire la systole ventriculaire. Au point de vue mécanique, ils sont inséparables les uns des autres; il semble que la contraction de l'oreillette débutant au niveau des orifices veineux se propage à travers les valvules auriculo-ventriculaires jusqu'aux muscles papillaires qu'elle ébranle avant de déterminer la grande secousse ventriculaire. Dans cette systole complète du cœur les muscles papillaires jouent un rôle beaucoup plus important qu'on ne le croit généralement. La contraction de ces muscles en effet agissant dans le même sens que celle des fibres longitudinales de la paroi, contribue puissamment à raccourcir le grand axe du cœur et à produire de ce fait dans les oreillettes une aspiration qui, comme un véritable coup de piston, appelle le sang veineux dans leur cavité.

Quant aux phénomènes actifs de la protodiastole dont personne encore, je crois, n'a parlé, il faut aussi les attribuer à des mouvements des piliers du cœur se contractant pour tendre et maintenir écartées les valves des orifices auriculo-ventriculaires pendant la diastole.

Quelle que soit en tout cas l'explication que l'on donne de ces mouvements diastoliques, ils existent d'une manière indiscutable, comme en font foi les tracés que nous publions (fig. 8 et 9), et il est fort probable qu'ils peuvent et doivent jouer un rôle important dans la production de certains bruits morbides, entre autres le galop.

Tous ces phénomènes actifs de la diastole, inconnus il y a encore peu de temps, puisque cette phase de la révolution cardiaque était considérée comme une période de repos, de passivité, sont donc du plus haut intérêt. Et, il faut désormais apporter dans la lecture des cardiogrammes autant d'attention sur cette période diastolique que sur la systole elle-même.

Il résulte en définitive de tout ce que nous venons d'exposer dans ce chapitre, qu'il est impossible par l'étude des simples cardiogammes cliniques de rien apprendre sur le jeu du cœur, sur les mécanismes si délicats, si difficiles à démêler de ce merveilleux appareil ; mais que si pour interpréter ces cardiogrammes, y compris ceux de Potain, nous nous reportons aux enseignements de la physiologie expérimentale, seule en mesure de déterminer directement les dits mécanismes, nous trouvons dans ces graphiques de précieuses indications que nous pouvons alors mettre à profit.

Nous obtenons en effet toujours, chez l'homme comme chez le cheval, un cardiogramme plus ou moins typique que nous devons comprendre de la manière suivante :

1° La systole ventriculaire débute au pied même de la grande ligne d'ascension du tracé, et la fermeture des valvules auriculo-ventriculaires coïncidant avec le premier bruit se fait presque immédiatement dans dans la toute première partie de cette ligne d'ascension ;

2° L'ouverture des valvules sigmoïdes et la pénétration du sang dans l'aorte ne se fait qu'au moment de la grande ligne d'ascension, un temps notable par conséquent après le début de la systole ventriculaire. En ce point se trouve souvent un petit crochet (repère sigmoïdien de certains auteurs) ;

3° Toute la durée de la systole du ventricule est marquée par le plateau plus ou moins accidenté formant la partie la plus élevée de la courbe, et que reproduit en général très fidèlement le tracé de la pulsation carotidienne ;

4° Le relâchement du ventricule est marqué par la chute brusque de la courbe correspondant à une chute semblable dans le tracé carotidien. On voit presque toujours sur cette ligne de descente un petit ressaut (encoche sigmoïde) correspondant à la fermeture brusque des valvules sigmoïdes ;

5° La ligne qui suit cette chute se rapproche sensiblement de l'horizontale jusqu'à la pulsation suivante, et correspond à la diastole ventriculaire. On peut souvent, sinon toujours, y distinguer :

α. Dans la partie qui suit immédiatement la grande chute du tracé, ou période protodiastolique, des mouvements très nets attribuables aux muscles papillaires ;

β. Dans la partie qui précède immédiatement la grande ligne d'ascension systolique, ou période présystolique, un ou plusieurs soulèvements de la courbe bien plus accentués que ceux de la période protodiastolique ; le premier soulèvement est dû à la systole auriculaire ; le ou les suivants sont dus à la contraction des muscles papillaires.

Nous appelons à nouveau d'une manière toute spéciale l'attention des cliniciens sur ces phénomènes actifs de la diastole, qui peuvent et doivent certainement jouer dans la production de certains bruits morbides un rôle prépondérant, comme nous le verrons dans un instant.

II.

LE MÉCANISME DU BRUIT DE GALOP

Dans son *Traité clinique des maladies du cœur et des vaisseaux*, mon maître M. Huchard donne une très bonne description du bruit de galop. « C'est, dit-il, un rythme particulier qui se compose de trois bruits : des deux bruits normaux du cœur et d'un bruit surajouté. Celui-ci est produit pendant la diastole, se rapprochant le plus souvent beaucoup du premier bruit (galop présystolique). Par conséquent, il précède la systole ventriculaire, surtout lorsque les battements du cœur s'accélèrent. Mais lorsqu'ils se ralentissent, le galop devient franchement diastolique, il peut même se rapprocher du second bruit, au point de simuler un dédoublement (galop postsystolique). Quand il se fait entendre au milieu de la diastole, il contribue à produire, à chaque révolution cardiaque, trois bruits se succédant à intervalles presque égaux et séparés par un très court silence (galop mésodiastolique).

« Le bruit surajouté est, comme le dit Potain, « un bruit « sourd, un choc, un soulèvement sensible, à peine un bruit ». C'est une sensation tactile plus encore qu'une sensation auditive, ce qui explique pourquoi on l'entend si mal avec le stéthoscope, pourquoi la main appliquée sur la région précordiale éprouve la sensation d'un soulèvement vague et étalé, bien différent de l'impulsion nette de la pointe au moment de la production du premier bruit. »

Nous n'ajouterons rien à cette description si nette du bruit de galop. Toutes ses variétés, quelle qu'en soit la cause, rentrent dans le cadre du galop ainsi compris, et c'est à tort, selon nous, que l'on a cherché à distinguer les galops systoliques et les galops diastoliques des galops droits et des galops gauches. Pour nous, le bruit de galop est toujours diastolique, c'est-à-dire que le bruit surajouté se produit toujours entre le moment où se ferment les sigmoïdes aortiques et pulmonaires et celui où débute la systole ventriculaire ; de plus, il n'y a pas de bruit de galop droit et de bruit de galop gauche, mais simplement des galops que l'on entend mieux à droite ou à gauche, sans qu'il soit cliniquement possible d'affirmer que ce bruit prenne naissance dans le cœur droit ou dans le cœur gauche.

Quoi qu'il en soit, on a fait sur la cause et le mécanisme du bruit de galop de nombreuses suppositions, appuyées sur des démonstrations plus ou moins précises. Nous allons examiner et analyser soigneusement chacune de ces théories et voir ce que nous devons en retenir.

Sibson le premier (1) chercha à donner une explication du bruit de galop. Pour lui, ce galop est produit par un asynchronisme dans la contraction des deux ventricules faisant claquer la mitrale avant la tricuspide ; il s'agit d'un véritable dédoublement du premier bruit. Cette théorie, reprise et admise par Barr (2), Sansom (3) et Peter, n'est pas soutenable, puisque les physiologistes et, après eux, les cliniciens ont parfaitement démontré que les mouvements des deux cœurs étaient toujours, à l'état normal comme à l'état pathologique, absolument synergiques, c'est-à-dire que la contraction des deux oreillettes se faisait au même moment, de même que la contraction des deux ventricules. Cependant, par suite d'une rupture d'équilibre entre la tension dans le cœur droit et dans le cœur

(1) Sibson, Influence of Bright's disease on the heart, etc. (*Lancet*, 1874).
(2) *Med. Times and Gaz.*, 1877.
3) *Ibid.*, 9 juillet 1881.

gauche, il peut se faire que la mitrale se referme plus brusquement que la tricuspide, faisant entendre son claquement un peu avant celui de cette dernière, produisant ainsi un double bruit. Mais ce *dédoublement* du premier bruit diffère absolument du *bruit de galop*. Dans le galop, en effet, le double bruit se compose d'un bruit sourd, voilé, contrastant avec le bruit fort, bien frappé qui le suit immédiatement; dans le dédoublement, au contraire, la première partie du bruit dédoublé est plus forte, plus vibrante que la seconde. Le galop et le dédoublement du premier bruit présentent donc des caractères diamétralement opposés, et il est probable que les observateurs qui ont soutenu cette première théorie du galop ont confondu les galops et les dédoublements. De plus, comme ces auteurs n'apportent pour soutenir leur thèse aucune preuve matérielle, nous ne nous attarderons pas à la discuter plus longtemps.

En 1875, Exchaquet (1), dans un très bon travail, étudie le galop de la néphrite interstitielle au point de vue clinique surtout, et donne de son mécanisme une théorie intéressante, malheureusement appuyée par des tracés assez défectueux. Pour cet auteur, le bruit ou plutôt la sensation surajoutée du galop est due à la systole auriculaire se faisant anormalement sentir à la pointe du cœur. Sur la figure 3 de sa thèse, il donne le tracé d'un cœur présentant un bruit de galop et dans lequel on voit « immédiatement avant l'ascension brusque due à la systole ventriculaire, un soulèvement distinct qui représente en l'exagérant un soulèvement qu'on trouve indiqué à l'état physiologique et que les expériences de MM. Chauveau et Marey font rapporter à la systole auriculaire » (*loc. cit.*).

Malheureusement, comme nous le disions, les tracés publiés par Exchaquet sont mal repérés et sujets à contestation, l'auteur ayant employé pour le repérage la méthode dont nous avons déjà montré la fausseté et qui consiste à prolonger

____

(1) Exchaquet, Thèse de Paris, 1875.

l'arc de cercle inscrit sur le graphique par la pointe d'un des leviers inscripteurs, lorsque le cylindre noir est immobilisé, jusqu'aux autres lignes du tracé. Rien ne nous prouve alors que le léger crochet, que l'on voit immédiatement avant la ligne d'ascension de la systole ventriculaire, soit bien dû à la systole de l'oreillette et non pas à un autre phénomène actif systolique ou intersystolique, puisque nous n'avons plus pour nous guider de point de repère certain.

En outre, l'auteur admet que cette systole auriculaire n'est pas toujours la cause du galop. « L'oreillette, dit-il, n'étant pas toujours hypertrophiée, il faut, pour comprendre que son action puisse devenir aussi marquée, admettre que le mode de la diastole ventriculaire joue un certain rôle dans ces faits, et que le ventricule n'est pas complètement distendu par le sang au moment où l'oreillette entre en contraction. Il est, du reste, des cas où la localisation chronologique du bruit anormal ne permet pas de le rapporter à la période présystolique et par conséquent à la systole auriculaire ; ce sont les faits où le bruit anormal apparaît presque au début de la diastole. Comme malgré ses changements d'intensité et de caractère, l'oreille y trouve cependant toujours un phénomène de nature identique, il faut bien admettre que, d'une façon générale, c'est à la pénétration brusque du sang dans le ventricule pendant la période diastolique, qu'appartient le rôle prépondérant dans la production du bruit de galop et que cette modification est due le plus souvent à l'exagération des effets de la systole auriculaire. »

Cette théorie, admise et reproduite par plusieurs auteurs, en Angleterre par Johnson (1), en Allemagne par Kriege et Schmall (2), a été, en France, profondément modifiée par Potain, pour qui le soulèvement du galop serait bien présystolique, mais ne serait dû en rien à la systole auriculaire. Pour lui, le bruit ou plutôt la sensation surajoutée du galop

(1) Johnson, *Brit. Med. Journal*, 1876.
(2) Kriege et Schmall, *Zeitschr. klin. Med.*, 1890.

est bien présystolique, en ce sens qu'elle est perçue au moment
de la présystole ; mais la contraction de l'oreillette ne joue
aucun rôle dans sa production, elle est produite uniquement
par la diastole ventriculaire, phénomène purement passif.
Cette théorie nous paraît assez obscure, et nous laissons à
Potain le soin de l'expliquer lui-même. « En ce qui concerne
le galop de la diastole, dit-il (1), je ne crois pas qu'il puisse
être considéré comme la simple exagération de la systole
auriculaire, car cette systole ne saurait être bruyante.
D'ailleurs, il paraît se produire indépendamment de la systole
de l'oreillette, au moment où le ventricule arrive à se tendre
en se dilatant. Le myocarde, comme les autres muscles, est
doué de tonicité et cette tonicité est en antagonisme avec les
influences qui tendent à faire pénétrer le sang dans la cavité
du ventricule pendant la diastole ; si le muscle cardiaque perd
sa tonicité, le ventricule en se dilatant arrive rapidement au
point où la résistance fibreuse de sa paroi limite sa distension,
et celle-ci, brusquement arrêtée, produit une tension, un
choc et le bruit de galop. »

Nous avouons ne pas très bien comprendre pourquoi la
systole auriculaire ne saurait produire un bruit alors que la
mise en tension brusque du ventricule pourrait produire ce
même bruit ; de plus, cette tension brusque de la paroi ventriculaire ne peut être causée que par l'afflux du sang dans
cette cavité ; mais on ne nous dit pas quelle est la force
active, cependant absolument nécessaire, qui produit ce
phénomène.

Les élèves de Potain eux-mêmes semblent ne pas s'être fait
une idée bien nette des idées du maître, à en juger par les
contradictions que l'on peut relever dans leurs explications
du bruit de galop. C'est ainsi que dans un travail, d'ailleurs
très intéressant à d'autres points de vue, publié par M. Barié,
nous lisons : « En résumé, le bruit, ou plus exactement le

(1) Potain, *Semaine Médicale*, 23 mai 1900.

choc de galop, résulte d'un soulèvement diastolique du ventricule, rendu sensible anormalement par la tension brusque de sa paroi, *causée elle-même par la pénétration subite du sang dans sa cavité, sous l'influence de la contraction de l'oreillette.* » Et quelques lignes plus loin : « Le bruit de galop est donc bien un bruit ventriculaire, et on ne peut accepter la théorie qui le rapporte à la contraction de l'oreillette gauche hypertrophiée (1). »

Il est inutile, je pense, de faire ressortir la contradiction de ces deux phrases, l'une faisant du bruit de galop le résultat de la contraction de l'oreillette, et l'autre, au contraire, rejetant la théorie qui le rapporte au même phénomène. Nous ne comprenons pas d'ailleurs pourquoi l'école qui attribue, dans le choc de la pointe du cœur, un rôle tellement prépondérant à la contraction de l'oreillette refuse à cette oreillette, lorsqu'il s'agit de bruit de galop, une puissance suffisante pour produire ce bruit-choc.

Potain, il est vrai, appuie sa théorie sur ce fait que le soulèvement du galop ne se sent pas dans la région de l'oreillette, mais bien dans celle du ventricule, et que, de plus, on a souvent de belles pulsations jugulaires traduisant une forte impulsion auriculaire, sans pour cela qu'il y ait bruit de galop. Nous ferons simplement remarquer qu'il est bien difficile, sinon impossible, de sentir une pulsation de l'oreillette dans la région de la paroi thoracique correspondant à cette oreillette, l'organe étant trop profondément situé ; tandis que, au contraire, comme nous le voyons bien nettement sur les tracés de Chauveau et Marey, cette impulsion auriculaire peut bien souvent se traduire par un crochet sur le tracé de la pointe du cœur. Le second argument, à savoir que l'on a souvent de belles pulsations jugulaires, traduisant une forte systole auriculaire, sans pour cela qu'il y ait de bruit de galop, tombe de lui-même. La pulsation jugulaire

(1) Barié, Le bruit de galop (*Semaine Médicale*, 21 octobre 1893).

est, en effet, un phénomène intimement lié à la contraction
de l'oreillette droite, et si, comme l'enseigne Potain, le galop
prend ordinairement naissance dans le ventricule gauche.
nous ne voyons pas très bien la relation qui pourrait exister
entre la pulsation jugulaire et le bruit de galop.

Les arguments de Potain ne prouvent donc pas que la contraction de l'oreillette, ou tout autre phénomène actif s'y
rapportant, ne joue aucun rôle dans la production du bruit
de galop ; en tout cas, nous ne saurions admettre avec lui
que la simple distension passive d'un ventricule ayant perdu
son élasticité puisse donner lieu à ce bruit sourd, à cette
sensation de choc, qui se marquent sur tous les tracés, ceux
de Potain comme les autres, par un soulèvement qui ne peut
être dû qu'à des phénomènes actifs du muscle cardiaque, ainsi
que nous le verrons dans un instant.

De la théorie de Potain, nous retiendrons cependant ceci,
qui nous est montré de la manière la plus nette par ses
beaux tracés, à savoir que le bruit surajouté du galop se
produit toujours pendant la diastole ventriculaire, et que, de
plus, le soulèvement qui le traduit peut se trouver placé au
début, au milieu ou à la fin de la ligne représentant cette
diastole.

Ceci n'est pas admis par tout le monde, et va à l'encontre
d'une théorie déjà indiquée par C. Paul, et qui plus tard fut
exposée, et défendue fort habilement par M. d'Espine (1).
Pour cet auteur, le bruit surajouté du galop est un bruit systolique, la systole du ventricule se faisant en plusieurs temps,
et produisant un double claquement de la valvule mitrale.
La même idée fut reprise par MM. Bouveret et Chabalier (2),
qui publièrent, à l'appui de leur thèse, une observation accom-
gnée de fort beaux cardiogrammes et prouvant absolument,
d'après eux, que le galop est toujours un phénomène systolique.

(1) D'Espine, *Revue de médecine*, 1882.
(2) Bouveret et Chabalier, *Lyon médical*, 1889, n° 7.

Nous ne croyons cependant pas devoir accepter les idées de ces observateurs, et voici pourquoi : tout d'abord, il existe incontestablement, ainsi que Potain l'a bien montré, des galops protodiastoliques et mésodiastoliques que l'on ne peut évidemment pas attribuer à la systole du ventricule. Nous ferons ensuite remarquer que si, dans le cas de galop présystolique ou protosystolique, les choses se passaient comme l'indiquent MM. d'Espine, Bouveret et Chabalier, le premier claquement mitral serait sans doute plus marqué, plus vibrant que le second, contrairement à ce qui se passe dans le bruit de galop. Cette objection, il est vrai, est très discutable, aussi ne faisons-nous que l'indiquer, basant surtout notre critique sur l'examen même des tracés de ces auteurs. En étudiant les graphiques publiés par eux, il nous a semblé qu'ils ne les avaient pas très bien interprétés, et avaient attribué à la systole ventriculaire une partie de la courbe qui ne lui appartient pas. En effet, nous sommes frappé par ce fait que, dans les deux cas, les auteurs ont été obligés, pour appuyer leur théorie sur leurs tracés, d'admettre un retard tout à fait anormal de la pulsation carotidienne sur le début de la systole ventriculaire, et bien que nous ayons vu que ce retard est essentiellement variable, nous croyons qu'il est dans le cas présent purement apparent et dû à ce que l'on a marqué trop avant sur le cardiogramme le début de la systole ventriculaire, et attribué à celle-ci un soulèvement qui ne lui appartient pas en réalité. Dans le tracé n° 3 de MM. Bouveret et Chabalier, par exemple, que nous reproduisons ici (fig. 10) et qui rappelle absolument celui de M. d'Espine, nous croyons que le début de la systole ventriculaire doit être placé au pied du troisième soulèvement de la ligne d'ascension du choc précordial, contrairement à l'opinion de ces auteurs qui le placent au pied du deuxième soulèvement, attribuant le premier soulèvement à la systole auriculaire, les deux autres à la systole du ventricule, et réduisant ainsi la diastole à une période extrême-

ment courte. En plaçant comme nous l'indiquons le début
de la systole ventriculaire au pied du troisième soulèvement,
le retard essentiel du pouls carotidien devient tout à fait
normal, et la diastole ventriculaire occupe un temps suffisant. D'un autre côté, dans les nombreux tracés de la pulsation cardiaque extérieure du cheval enregistrés simultanément avec les pressions intracardiaques, et présentant cette
même forme du cardiogramme avec soulèvements multiples
semblant se rapporter à la systole, un examen attentif permet

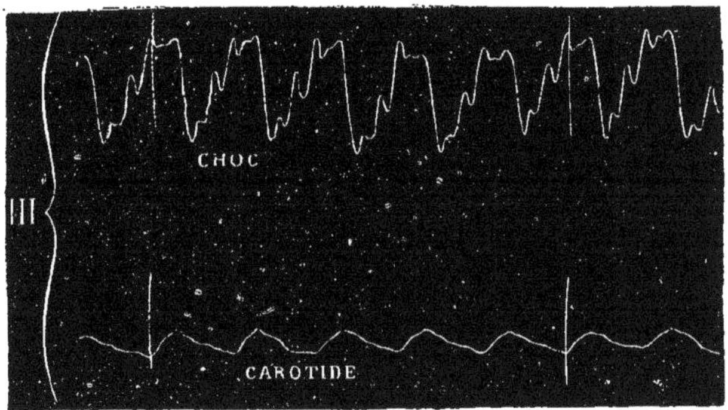

Fig. 10.

de constater que le dernier soulèvement seul appartient à la
systole ventriculaire, les deux premiers devant être attribués
aux phénomènes actifs de la diastole, systole auriculaire ou
intersystole.

Pour nous donc, dans ce tracé de MM. Bouveret et Chabalier, le premier soulèvement de la ligne d'ascension marque
la systole de l'oreillette, le deuxième les phénomènes actifs
de l'intersystole, et le troisième seul la systole ventriculaire ;
tant que nous n'aurons pas vu de tracés plus probants de
l'existence d'un bruit de galop systolique, nous continuerons
à croire avec Potain que le bruit surajouté du galop est toujours diastolique. D'ailleurs M. d'Espine, à la suite de nou-
velles recherches sur ce sujet, paraît avoir modifié son opi-

nion, à en croire une lettre ouverte à M. Huchard publiée dernièrement et dans laquelle il s'exprime ainsi : « Le bruit de galop est-il toujours produit par le double claquement de la mitrale sous l'influence des deux efforts ventriculaires pro-tosystoliques? Je le crois encore pour les cas où les deux membres du galop sont très rapprochés et que j'ai désignés sous le nom de bruit de trot; dans ce cas, en effet, le premier terme du galop est un bruit bref, clair, sonore, qui rappelle les bruits de claquement valvulaires. Au contraire, dans le bruit de galop classique, j'ai habituellement trouvé, comme Potain, que le bruit surajouté, le premier terme du triple bruit, est sourd, sans éclat, presque insonore ; à l'oreille appliquée sur le thorax, il paraît être souvent un mouvement plutôt qu'un bruit. Le retard carotidien est, en pareil cas, notablement augmenté, en moyenne, de trois à quatre cen-tièmes de seconde. Cet allongement de la protosystole, qui n'est pas suffisant pour y comprendre la présystole, s'explique très bien aujourd'hui par l'intersystole de Chauveau, et je serais disposé à admettre que le premier terme du galop et l'ondulation du tracé qui y correspond sont produits par un durcissement systolique plus énergique qu'à l'état normal et qui se traduit à l'oreille par un bruit musculaire sourd, pres-que aphone (1). »

Comme on le voit, M. d'Espine lui-même reconnaît qu'il est bien difficile d'admettre que tous les galops soient produits, comme il le voulait, par une polysystole du ventricule, et il est disposé à rapporter bon nombre d'entre eux à l'intersystole. Mais il semble considérer bien à tort cette intersystole comme un phénomène de la protosystole, c'est-à-dire appartenant à la systole du ventricule.

Nous avons vu qu'il n'en est rien, que l'intersystole comme la systole auriculaire appartient à la diastole du ventricule et que tous les phénomènes qui s'y rattachent doivent être con-sidérés comme diastoliques.

(1) D'Espine, *Revue médicale de la Suisse Romande*, n° 12, décembre 1901.

En résumé, nous ne croyons pas que l'on puisse en aucun cas attribuer le bruit de galop à un double claquement de la mitrale produit par une contraction du ventricule en plusieurs temps comme le veulent M. d'Espine et MM. Bouveret et Chabalier, tous les galops décrits comme systoliques devant, ainsi que M. d'Espine l'entrevoit pour quelques-uns d'entre eux, se rapporter à l'intersystole, phénomène diastolique.

En tout cas, les galops protodiastoliques et mésodiastoliques existent d'une manière indéniable, qui ne peuvent évidemment être produits par la systole du ventricule, et nous sommes convaincu avec Potain que les galops sont toujours des phénomènes de la diastole, protodiastoliques, mésodiastoliques ou présystoliques. Mais, contrairement à son opinion, nous ne considérons pas le galop comme un phénomène purement passif de la diastole, l'étude des cardiogrammes publiés par lui, par d'autres et ceux pris par nous-même nous montrant au contraire très nettement qu'il s'agit d'un phénomène actif qu'Exchaquet a pu, avec raison peut-être pour certains cas, attribuer à la systole de l'oreillette.

Mais (Exchaquet le faisait déjà remarquer) il est bien difficile d'admettre que cette systole auriculaire soit toujours en cause, lorsque, par exemple, nous sommes en présence d'un galop protodiastolique ou au contraire lorsque le soulèvement du galop est tellement rapproché de la systole ventriculaire qu'il se transforme en un simple bruit renflé ou ébauche de galop. Il ne faut pas oublier cependant que cette contraction de l'oreillette peut se faire et se marquer sur le tracé à un moment très variable de la diastole ventriculaire, et que les cardiogrammes physiologiques pris sur le cheval nous la montrent occupant tantôt la protodiastole, tantôt la mésodiastole, tantôt enfin la présystole. Toutefois ce déplacement seul de la systole auriculaire dans la diastole ne suffit pas toujours à expliquer certains soulèvements protodiastoliques ou présystoliques, dans le cas, par exemple, où, en même temps que ces soulèvements, existe bien nettement celui produit par la contraction auriculaire ; l'on est bien alors forcé d'admettre que les autres phénomènes actifs de la diastole, c'est-à-dire ceux dus aux muscles papillaires, sont entrés en jeu pour produire ces soulèvements multiples et donner naissance au bruit de galop.

D'ailleurs, nous avons vu que ce point n'avait que peu d'importance, puisque tous ces phénomènes actifs de la diastole sont intimement liés les uns aux autres, au point de vue mécanique et qu'il est cliniquement impossible, dans la majorité des cas, de discerner sur les cardiogrammes ce qui appartient à l'un ou à l'autre et d'affirmer que tel accident y représente la contraction de l'oreillette plutôt que celle des muscles papillaires et inversement.

Quoi qu'il en soit, on comprend très bien que la contraction d'un de ces organes, aphone ordinairement et ne s'inscrivant même pas sur les tracés cardiographiques, ne produise en s'exagérant qu'un bruit toujours beaucoup plus sourd, plus diffus que les claquements valvulaires, et ce sont là précisément les caractères bien connus du bruit surajouté du galop.

En définitive, le bruit de galop ne serait, d'après nous, que la simple exagération d'un phénomène normal qui, ordinairement trop peu sensible, passe inaperçu, mais devient apparent dans certaines conditions et donne à la main et à l'oreille la sensation spéciale du rythme de galop, sans qu'il soit nécessaire pour cela que le myocarde soit altéré en aucune façon.

On est amené à cette théorie du mécanisme du bruit de galop, si contraire aux idées généralement admises, par ce fait que chez un même sujet ce galop apparaît et disparaît ordinairement avec la plus grande facilité, et cela tellement rapidement qu'il est impossible d'admettre qu'une modification quelconque ait pu se produire dans l'état du myocarde, pendant ce court espace de temps, suffisante pour donner naissance au bruit de galop d'après le mécanisme imaginé par les différents auteurs qui l'attribuent successivement à une hypertrophie de l'oreillette ou du ventricule ou à un état scléreux de la paroi du cœur. De plus, ce bruit de galop apparaît chez certains sujets nerveux, dont le myocarde est d'ailleurs parfaitement sain, sous l'influence d'une émotion, d'un léger effort amenant des battements plus violents et plus précipités du cœur. Enfin, comme Barié le fait très justement remarquer dans son article de la *Semaine médicale* (1) signalé plus haut, « si l'on ausculte un grand nombre de sujets bien portants, on voit que le grand silence n'est pas absolument silencieux, mais qu'on y perçoit un petit bruit rudimentaire à peine sonore, qui, en s'exagérant, constituera le bruit de galop ».

Ce fait saute aux yeux si nous examinons le graphique (fig. 11) publié déjà, à un autre point de vue, par M. A. Chauveau dans le *Journal de Physiologie et de Pathologie générale* et provenant d'un cheval qui, après avoir fourni une longue série de très beaux tracés cardiaques dans des conditions absolument physiologiques, venait d'être soumis à la section de la moelle épinière avec respiration artificielle. Chez ce cheval, avant la section de la moelle, le cœur battait très régulièrement et ne faisait entendre aucun bruit anormal.

Après la section de la moelle, comme on le constate sur le graphique (fig. 11), le rythme cardiaque s'est un peu altéré et présente des irrégularités. Nous y voyons une série de pulsations marquées par la lettre y, qui sont en avance sur les autres et présentent une certaine déformation ; dans ces pulsations, les accidents dus à la contraction de l'oreillette et à l'intersystole disparaissent complètement ; par contre, dans la pulsation qui suit cette pulsation avortée, les mouvements de l'intersystole et de la systole auriculaire se marquent avec force sur le tracé des deux ventricules et même sur celui de la pulsation cardiaque extérieure. Or, au moment des pulsations où les phénomènes actifs de la diastole se marquent si nettement

(1) Barié, *Semaine médicale*, 21 octobre 1893.

sur le graphique, on entendait chez ce cheval un bruit de galop des plus manifestes, les autres pulsations, au contraire, ne faisant entendre que les deux bruits normaux du cœur.

Comme il est matériellement impossible d'admettre qu'une modification quelconque de la paroi ventriculaire ait pu se produire dans le court espace de temps qui s'est écoulé entre la prise des premiers graphiques absolument normaux et celle des seconds traduisant le bruit de galop, nous sommes

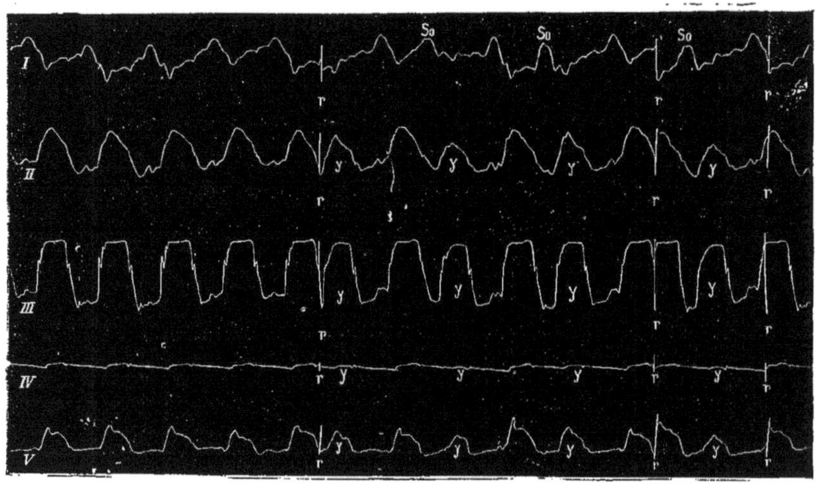

Fig. 11.

bien obligé d'admettre qu'un autre élément est intervenu pour produire le phénomène.

De plus, comme le galop coïncidait toujours avec les pulsations où nous voyons se marquer les mouvements actifs de la diastole, nous avons été naturellement conduit à penser que ces mouvements sont bien l'origine du galop, et l'étude des nombreux tracés que nous avons pu prendre dans le service de notre maître M. Huchard, nous a confirmé dans cette idée et convaincu que le bruit de galop ne reconnaissait jamais d'autre cause que l'exagération de ces mouvements.

Pour bien le faire comprendre, nous avons choisi dans notre collection trois graphiques se rapportant à trois types différents du bruit de galop et montrant de la façon la plus nette ce que nous avançons.

Notre premier tracé (fig. 12) a été pris sur une femme de soixante-quatre ans, atteinte de néphrite interstitielle avec bruit de galop absolument typique. Dans ce tracé, on voit admirablement le soulèvement qui donnait lieu au galop et coïncidait exactement avec le bruit surajouté. Il est de toute évidence que ce soulèvement ne peut pas être rapporté, avec M. d'Espine, MM. Bouveret et Chabalier, à la systole du ventricule. Le retard essentiel du pouls carotidien deviendrait, dans ce cas, tout à fait inadmissible, puisqu'il est déjà considérable, si l'on place, comme cela doit être fait, le début de la systole ventriculaire au niveau du repère 1 (fig. 12), c'est-à-dire de la grande ligne d'ascension du cardiogramme. Ce soulèvement diastolique ne doit pas non plus être considéré, avec Potain, comme le résultat d'une distension passive du ventricule. Ce phénomène de distension passive en effet se marque sur es tracés d'une manière toute différente et, dans l'insuffisance aortique par exemple, où le reflux du sang au moment de la diastole produit une distension considérable d'un ventricule le plus souvent altéré lui aussi, on voit cette distension s'inscrire sur les tracés sous forme d'une ligne montant obliquement et assez régulièrement depuis le commencement de la diastole ventriculaire, jusqu'à la ligne du début de la systole qui l'interrompt brusquement. Dans notre cas, au contraire, le soulèvement *g* (fig. 12) débute brusquement après une période d'inactivité de la diastole, présente un véritable plateau suivi d'une chute complète et assez brusque; cet accident de la courbe est donc évidemment produit par un *phénomène actif* quelconque de la diastole, systole auriculaire ou contraction des muscles papillaires. Devons-nous penser, avec Exchaquet, qu'il marque la systole de l'oreillette? Ceci est fort possible, d'autant plus qu'il est accompagné sur

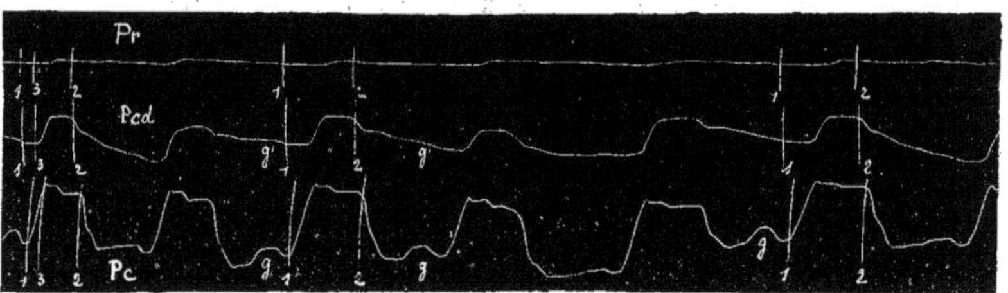

Fig. 12. — *Galop présystolique.* — Courbe Pc, pulsation cardiaque; courbe Pcd, pulsation carotidienne; courbe Pr, pulsation radiale;
1, début de la pulsation cardiaque et de la systole ventriculaire (on voit, dans le graphique Pcd, que le retard essentiel de la
pulsation du système aortique est considérable); 2, fin de la pulsation cardiaque et de la systole ventriculaire (dans le pouls
carotidien il n'y a presque pas de retard du moment où se marque cette fin de la systole ventriculaire, en raison de la faible
distance qui existe entre l'orifice aortique et la première partie de la carotide. Contraste énorme avec la différence considérable
du début des deux pulsations); 3, fin de la période ascensionnelle de la pulsation cardiaque (repère important montrant que,
même à la fin de cette période ascensionnelle, le sang ventriculaire n'a pas encore soulevé les valvules sigmoïdes et pénétré
dans l'aorte); g, battement précordial additionnel, se marquant très légèrement dans le pouls carotidien.

le tracé de la carotide d'une légère ondulation correspondant
certainement à la pulsation jugulaire. Cependant nous
croyons que l'oreillette seule n'a pas produit ce soulèvement
présystolique ; car jamais ni chez le cheval, ni chez l'homme
nous ne voyons de systole auriculaire aussi étalée, aussi longue que dans le cas particulier et nous admettons volontiers
que la contraction des muscles papillaires n'y est pas complètement étrangère ; mais nous ne pouvons l'affirmer, étant
donnée l'impossibilité où nous sommes, ainsi que nous
l'avons déjà dit, de distinguer à la lecture d'un cardiogramme,
à moins qu'elles ne se détachent nettement l'une de l'autre,
ce qui appartient à la présystole de ce qui appartient à l'intersystole. Ces phénomènes, répétons-nous, sont absolument inséparables.

Pour nous donc, le galop dans ce cas était bien dû à une
exagération de l'activité de l'auricule et des muscles papillaires, se traduisant sur le graphique par un beau soulèvement présystolique.

Nous ferons remarquer en passant dans ce tracé le retard
considérable du pouls carotidien sur la systole ventriculaire
et le retard plus grand encore du pouls radial. On comprend
bien par un simple coup d'œil jeté sur ces tracés l'erreur des
cliniciens qui considèrent le pouls radial ou même carotidien
comme coïncidant exactement avec le premier bruit du cœur
et le début de la systole ventriculaire.

Un deuxième type de galop est celui des tracés repro-
duits fig. 13 et 14, qui ont été pris chez un homme de cin-
quante-quatre ans artério-scléreux avec un peu d'albumine
dans les urines et présentant un galop à trois temps à peu
près égaux. Ces graphiques nous font voir de la manière la
plus nette que le bruit surajouté du galop était ici causé par
un phénomène protodiastolique qui se traduit sur les tracés
par un petit crochet aigu placé immédiatement après le début
de la diastole ventriculaire. Ce soubresaut est-il dû simplement à une oscillation passive produite par le relâchement

brusque du ventricule ? Nous ne le croyons pas, quoique cette ondulation de retour puisse exister sur certains tracés, mais avec des caractères différents de celle de nos graphiques.

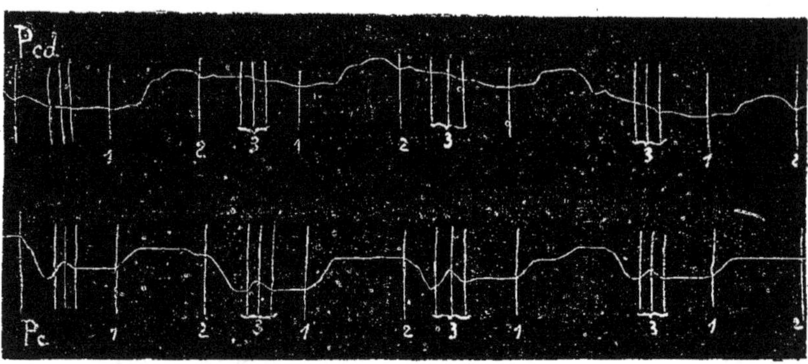

Fig. 13. — *Galop protodiastolique.* — Courbe Pc, pulsation cardiaque ; courbe *Pcd*, pulsation carotidienne ; 1, début de la pulsation cardiaque et de la systole ventriculaire ; 2, début du relâchement ventriculaire ; 3, début, summum et fin du battement additionnel du galop. — (Le retard essentiel de la pulsation du système aortique est considérable.)

Si en effet nous examinons attentivement la figure 13, nous voyons que cet accident protodiastolique marqué en 3 correspond à un léger soulèvement dans la région de la carotide qui ne peut sûrement pas être causé par un simple relâchement du ventricule, mais bien par des phénomènes actifs quelconques qu'il reste à déterminer.

Nous avons vu que la systole de l'oreillette pouvait se marquer en un point très variable de la diastole ventriculaire, et pourrait par conséquent être la cause du soulèvement protodi astolique de notre tracé; l'ondulation correspondante de la région carotidienne serait alors une pulsation jugulaire; mais nous croyons plutôt qu'ici encore la contraction des muscles papillaires entre en jeu pour une très grande part dans la production du soulèvement et du bruit de galop, et que l'ondulation carotidienne est bien artérielle, l'ébranlement produit par ces muscles papillaires se transmettant à travers les sigmoïdes aortiques jusqu'à l'aorte et la carotide. Ce point, comme nous l'avons déjà dit, n'a d'ailleurs pas une grande importance, l'oreillette, la valvule et les piliers forment une sorte de système indivisible, dont il importe peu que telle partie ou telle autre entre en jeu pour produire le galop.

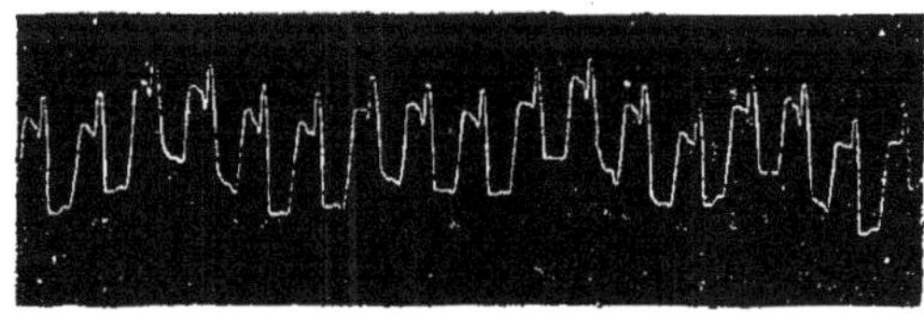

Fig. 14. — *Galop protodiastolique.* Pulsation cardiaque (beau type avec mouvement lent du cylindre inscripteur).

Sur ce tracé encore (fig. 13) nous ferons remarquer le retard essentiel de la pulsation carotidienne sur lequel nous ne saurions trop insister.

Les trois derniers graphiques que nous mettons sous les yeux du lecteur ont été pris sur un malade atteint d'aortite avec légère hypertrophie cardiaque. Au niveau de l'aorte on entendait un retentissement diastolique des plus nets dont nous ne nous occuperons pas, sa pathogénie étant suffisamment connue; l'auscultation au niveau de la région précordiale du côté de la pointe faisait entendre un premier bruit renflé, véritable ébauche de bruit de galop.

Les tracés (fig. 15, 16 et 17) présentent immédiatement avant le début de la systole un petit soulèvement traduisant certainement la cause de ce renforcement du premier bruit du cœur. La difficulté dans ce cas est de savoir si ce soulèvement est protosystolique, c'est-à-dire appartient à la systole du ventricule, ou au contraire présystolique, c'est-à-dire se produit avant le début de cette systole ventriculaire et appartient à la diastole. Nous croyons que cette dernière hypothèse est la bonne, malgré le retard très peu considérable du pouls carotidien, si l'on place au niveau du repère 1 (fig. 17) le début de la systole du ventricule; mais, nous l'avons vu, ce retard est

très variable et ne peut pas, en somme, à lui seul servir à déterminer sur le tracé la place des différents moments de la
révolution cardiaque. De plus, en nous reportant aux tracés
physiologiques, nous trouvons souvent chez le cheval des tracés de pulsation cardiaque extérieure identiques à celui de

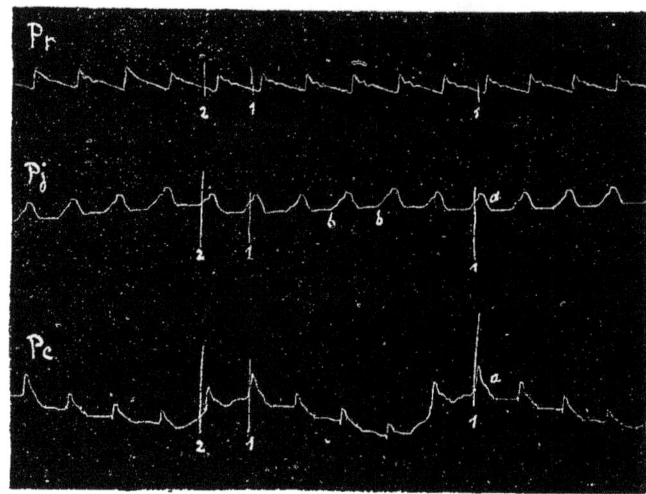

Fig. 15. — *Renforcement du premier bruit* (acheminement au galop présystolique). — P*c*, pulsation cardiaque extérieure; P*j*, pulsation jugulaire, avec
soulèvement carotidien; P*r*, pulsation radiale; 1, début de la pulsation cardiaque, précédé — dans le graphique P*j* — du début de la pulsation jugulaire et suivi de la pulsation carotidienne; 2, début de la pulsation jugulaire,
c'est-à-dire du reflux déterminé dans la veine cave supérieure par la systole
de l'oreillette; *a*, dépression jugulaire due à l'aspiration systolique ventri-
culo-auriculaire. — Dans le graphique P*c*, toutes les pulsations cardiaques
proprement dites sont immédiatement précédées d'un accident indicateur
d'un surcroît d'activité des mouvements intersystoliques.

notre graphique et dans lesquels le petit crochet que nous
étudions doit, sans conteste possible, se rapporter à la présystole (le mot étant pris dans son sens le plus large) de par ses
rapports avec les tracés des pressions intracardiaques. Enfin,
le fait est bien visible sur la figure, ce petit soulèvement
est souvent remplacé dans certaines pulsations par une dépression immédiatement avant la ligne d'ascension systolique; or,

jamais une systole ventriculaire ne se traduit d'abord par un battement négatif, ensuite par un battement ou choc positif. Nous avons évidemment affaire ici à ces mouvements diastoliques actifs de la présystole se traduisant sur notre tracé, suivant les pulsations, tantôt par un soulèvement, tantôt par une dépression, phénomène dont nous pouvons apprécier toute la

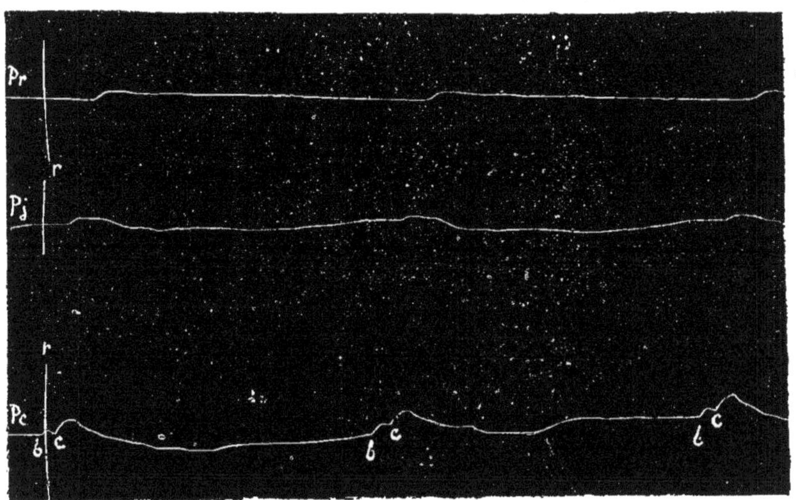

Fig. 16. — *Renforcement du premier bruit* (acheminement au galop présystolique). — Comme n° 15, seulement les graphiques sont pris sur un cylindre entraîné à grande vitesse : Pc, pulsation cardiaque ; Pj, pulsation jugulaire ; Pr, pulsation radiale. — Le repère *r*, passe par le sommet du battement intersystolique *b*, précédant immédiatement le battement essentiel *c*, dû à la systole ventriculaire.

valeur sur les tracés physiologiques. Ce soulèvement est donc bien présystolique ; mais l'oreillette est certainement complètement étrangère à sa production. Tout d'abord, pour être une pulsation auriculaire, ce crochet se trouve beaucoup trop rapproché du pied de la systole ventriculaire. Il est vrai que certains observateurs [Potain, Bard (1)] admettent que ces

(1) L. Bard, L'intersystole physiologique et les chevauchements pathologiques des systoles (*Société des Sciences médicales de Lyon*, 4 avril 1900).

deux temps de la révolution cardiaque sont si rappro chés en
général qu'ils se confondent et même se chevauchen t. Nous
avons vu qu'il n'en est jamais ainsi et que les systoles auriculaire et ventriculaire sont toujours séparées par un intervalle intersystolique, surtout lorsque le cœur bat aussi lente-
ment que celui de notre sujet. De plus, sur la figure 15, nous
voyons très nettement que la pulsation jugulaire produite par
la contraction de l'oreillette débute un peu avant le repère 2,
c'est-à-dire un temps notable avant le début du soulèvement
présystolique que nous étudions.

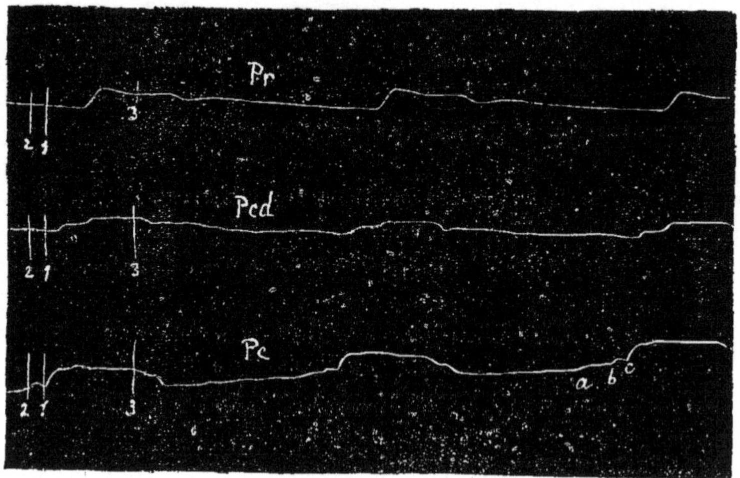

Fig. 17. — *Renforcement du premier bruit* (acheminement au galop présystolique). — Comme n° 16, avec une modification dans l'application des explorateurs : Pc, pulsation cardiaque ; Pcd, pulsation carotidienne ; Pr, pulsation
radiale ; 1, début de la pulsation systolique ventriculaire (pulsation cardiaque
proprement dite) ; 2, début de la pulsation intersystolique ; 3, fin de la
pulsation cardiaque ; *a*, soulèvement indicateur de la systole auriculaire
(pulsation auriculaire) ; *b*, soulèvement indicateur de la contraction des piliers
(pulsation intersystolique). — Sur ce sujet, le retard essentiel du pouls carotidien était relativement court.

Enfin, sur la figure 17, nous voyons sur la troisième pulsation du tracé un premier soulèvement *a*, indicateur de la systole auriculaire, précédant immédiatement le soulèvement *b*,
cause du renforcement du premier bruit du cœur.

Les phénomènes actifs de l'intersystole seuls ont pu produire ce soulèvement et sont donc ici la cause de ce premier terme du galop. Ils se marquent d'ailleurs, sur nos tracés, tantôt par une petite pulsation positive, tantôt par une négative, caractères qui se retrouvent très nettement sur les tracés de pression intraventriculaire du cheval où ils sont parfois très accentués.

Nous profitons de la circonstance pour faire remarquer sur les figures 15 et 16 un fait montrant bien que la systole auriculaire est terminée avant la grande ligne d'ascension du tracé de la pointe. Sur la figure 15, nous voyons en effet sur la sixième pulsation du tracé le soulèvement jugulaire se faire et se terminer juste au niveau du repère marqué, puis, très rapidement après, un nouveau soulèvement produit par la pulsation carotidienne, comme il est facile de le constater grâce à ses rapports avec la pulsation cardiaque et le tracé de la radiale.

Nous avons choisi dans nos nombreux tracés de bruit de galop trois types bien différents et auxquels, en somme, peuvent se rapporter tous les autres. Le tracé I est le type du galop mésodiastolique et de certains galops présystoliques de Potain ; le tracé II représente les galops protodiastoliques et le tracé III, enfin, est le type de galop que les uns avec Potain ont fait présystolique, les autres avec M. d'Espine, protosystolique.

Tous les galops que l'on peut observer se rapprochent d'un de ces types, mais il est bien entendu que la forme présystolique est de beaucoup la plus fréquente, soit que le bruit surajouté se rapproche du pied de la systole ventriculaire comme dans le tracé III, soit au contraire qu'il s'en éloigne un peu jusqu'à devenir mésosystolique comme dans notre premier graphique. Quant aux galops protodiastoliques, ils sont en somme très rares.

Quoi qu'il en soit, nous n'avons jamais vu dans aucun de nos tracés un soulèvement ayant un caractère passif comme celui que l'on trouve presque toujours dans les tracés de pulsation cardiaque pris sur les malades atteints d'insuffisance aortique, et pouvant, par conséquent, justifier l'idée de Potain et de ses élèves que le bruit de galop est dû à un phénomène de réplétion passive du ventricule. Toujours les soulèvements de la courbe correspondant au bruit surajouté du galop ont le caractère de phénomènes actifs bien nets.

Contrairement à l'opinion de M. d'Espine et de MM. Bouveret et Chabalier, nous ne plaçons pas ce soulèvement dans la systole du ventricule, mais bien pendant sa période de diastole soit au commencement, soit au milieu, soit à la fin ; nous n'avons jamais trouvé dans aucun de nos tracés un bruit de galop attribuable à une systole en plusieurs temps.

En définitive, pour nous, le bruit surajouté du galop est un phénomène diastolique dû aux phénomènes actifs de cette diastole, dans lesquels les mouvements des muscles papillaires jouent un rôle beaucoup plus important qu'on ne le croit en général, se produisant immédiatement après l'entrée en diastole du ventricule ou pendant l'intersystole et se continuant et se confondant avec la contraction de l'oreillette.

Cette conception du bruit de galop va peut-être à l'encontre des idées que l'on se fait actuellement en clinique du mécanisme du cœur et de la signification du cardiogramme ; mais elle est parfaitement rationnelle, et toutes les fois que l'on examinera sans parti pris les cardiogrammes de malades présentant un rythme de galop, on pourra constater les faits que nous avançons.

Nous ferons observer que la distinction que l'on a cherché à établir en clinique entre les vrais bruits de galop et les faux bruits de galop est absolument factice. Les trois temps du galop peuvent avoir entre eux des rapports très variables, le bruit surajouté se trouvant, suivant les cas, plus rapproché du premier ou du second bruit ; mais sa cause est toujours la même (activité de la diastole), et le galop ne doit, en somme, être distingué que des dédoublements dont le mécanisme est tout à fait différent.

Quant à la cause elle-même de l'exagération de ces mouvements actifs diastoliques produisant le bruit de galop, nous ne pouvons, à l'heure actuelle, que faire des suppositions sur elle ; mais il est bien certain que jusqu'ici on a trop cherché à expliquer le galop par les simples modifications d'ordre purement physique dans le jeu du muscle cardiaque : défaut d'élasticité du myocarde, faiblesse absolue ou relative de ce muscle par rapport à une hypertension artérielle trop élevée contre laquelle il y a à lutter, hypertrophie de l'oreillette ou du ventricule, etc., sans tenir compte du rôle prépondérant que joue certainement dans la circonstance toute perturbation dans l'innervation de l'organe.

C'est ainsi que Schiff a pu produire chez le chien un beau bruit de galop par la section d'un pneumogastrique.

De même, dans l'expérience faite sur le cheval et que nous avons relatée plus haut, le bruit de galop est apparu après la section de la moelle épinière ; on ne peut dans ce cas invoquer, pour expliquer le galop, une altération subite du myocarde, et il est de toute évidence que le trouble apporté dans l'innervation du cœur a seul pu produire dans le jeu de l'organe des modifications capables d'engendrer le bruit morbide. D'un autre côté, dans les expériences de cardiographie faites chez l'animal à l'état physiologique, il arrive souvent que l'on entende un bruit de galop chez un sujet n'en présentant pas quelques instants auparavant. Presque toujours, dans ce cas, le galop concorde avec le déplacement d'une sonde intra-cardiaque qui, venant irriter l'endocarde, détermine, par action réflexe, des mouvements plus intenses des muscles papillaires.

Enfin, en nous plaçant au point de vue clinique, nous avons montré que chez certains sujets absolument sains et normaux, le galop pouvait apparaître d'une manière très fugitive sous l'influence d'une fatigue, d'une émotion. Dans ce cas encore, il semble bien logique d'admettre que l'innervation du cœur seule est modifiée et rend perceptibles certains mouvements trop faibles pour être sentis à l'état normal.

Voilà donc un certain nombre de faits où toutes les théories reposant sur une modification purement physique du myocarde ne peuvent être défendues. En est-il toujours ainsi?

Évidemment non, et il est bien certain que l'hypertrophie de l'oreillette ou du ventricule, amenant forcément celle des muscles papillaires, peut quelquefois suffire à expliquer que les mouvements actifs de cette oreillette et de ces muscles papillaires soient exagérés au point de devenir sonores. Mais ici encore, il est fort possible que le système nerveux ait sa part dans la production du bruit morbide. Les malades dont nous parlons, en effet, sont ordinairement des sujets dont le rein plus ou moins altéré élimine mal les produits toxiques formés par l'organisme, et on connaît bien aujourd'hui l'action de ces produits toxiques sur le système nerveux, pouvant produire, du côté du pneumogastrique, aussi bien que du côté des autres nerfs, des altérations très suffisantes pour expliquer des modifications importantes dans le rythme du cœur se traduisant parfois par le bruit de galop.

Enfin il est fort probable que, dans certaines névrites du pneumogastrique, on doit parfois observer un bruit de galop comme dans les expériences de Schiff.

Malheureusement, nous n'avons pas eu le temps de faire sur ce point des observations assez précises et assez nombreuses; aussi ne faisons nous que l'indiquer en attendant de pouvoir reprendre la question.

CONCLUSIONS

I. — Le choc de la pointe du cœur ou plus exactement la pulsation cardiaque extérieure est produite uniquement par la systole du ventricule, ainsi que le montrent bien les tracés de MM. Chauveau et Marey.

Jamais à l'état physiologique l'oreillette n'intervient pour donner à la main qui palpe la région précordiale une sensation de choc comparable à ce que l'on est convenu d'appeler le choc de la pointe.

II. — La diastole du ventricule est considérée à tort comme une période de pause, de repos absolu du cœur, les tracés physiologiques nous montrent de la façon la plus nette qu'il s'y produit *des phénomènes actifs*, contraction de l'oreillette et mouvement des muscles papillaires, assez forts dans certains cas pour se traduire extérieurement sur les cardio-grammes par des ondulations plus ou moins accentuées et, à l'oreille qui ausculte, par des bruits sourds bien distincts des claquements valvulaires.

III. — Le bruit de galop est produit par l'exagération de ces *phénomènes actifs* qui, ordinairement trop peu sensibles pour être entendus, s'accentuent au point de devenir sonores, et il faut absolument rejeter la théorie qui attribue le galop à une distension brusque du ventricule sclérosé au moment de sa diastole. Nous ne croyons pas pouvoir admettre davantage que le galop soit produit par une systole ventriculaire s'accomplissant en plusieurs temps.

IV. — L'exagération des mouvements des oreillettes et des muscles papillaires, cause du bruit de galop, peut, dans certains cas, être sous la dépendance d'une modification du myocarde, hypertrophie de l'oreillette ou du ventricule, mais, le plus souvent, est le résultat d'une action nerveuse modifiant le rythme du cœur, le myocarde pouvant d'ailleurs être parfaitement sain.

V. — En résumé, le bruit de galop n'est que l'exagération d'un phénomène normal, trop faible pour être entendu ordinairement et s'accentuant sous l'influence d'une excitation quelconque des nerfs cardiaques.

4299-02. — Corbeil. — Imprimerie. Éd. Crété.

CORBEIL. — IMPRIMERIE ÉD. CRÉTÉ

www.ingramcontent.com/pod-product-compliance
Ingram Content Group UK Ltd.
Pitfield, Milton Keynes, MK11 3LW, UK
UKHW021658130726
13696UKWH00004B/1593